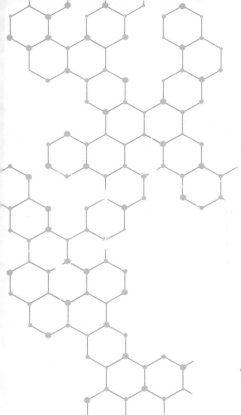

U0352211

常见风湿免疫病

健康知识系列丛书

系统性红斑狼疮健康知识

总　编◎马武开　姚血明　唐　芳
主　编◎唐　芳　马武开　姚血明

贵州科技出版社

图书在版编目（CIP）数据

系统性红斑狼疮健康知识 / 唐芳，马武开，姚血明主编. —— 贵阳：贵州科技出版社，2023.3（2024.3重印）

（常见风湿免疫病健康知识系列丛书 / 马武开，姚血明，唐芳总编）

ISBN 978-7-5532-1110-7

Ⅰ.①系… Ⅱ.①唐… ②马… ③姚… Ⅲ.①红斑狼疮—防治—基本知识 Ⅳ.①R593.24

中国版本图书馆CIP数据核字（2022）第137529号

系统性红斑狼疮健康知识
XITONGXINGHONGBANLANGCHUANG　JIANKANG ZHISHI

出版发行	贵州科技出版社
地　　址	贵阳市观山湖区会展东路SOHO区A座（邮政编码：550081）
网　　址	https://www.gzstph.com
出 版 人	王立红
经　　销	全国各地新华书店
印　　刷	贵州新华印务有限责任公司
版　　次	2023年3月第1版
印　　次	2024年3月第4次
字　　数	127千字
印　　张	5.25
开　　本	889 mm×1194 mm 1/32
书　　号	ISBN 978-7-5532-1110-7
定　　价	20.00元

"常见风湿免疫病健康知识系列丛书"
编 委 会

总　　编： 马武开　姚血明　唐　芳

副总编： 周　静　黄　颖　安　阳　侯　雷

　　　　　刘正奇　钟　琴

编　　委： 马武开　姚血明　唐　芳　周　静

　　　　　黄　颖　安　阳　侯　雷　刘正奇

　　　　　钟　琴　曾　苹　陈昌明　曹跃朋

　　　　　徐　晖　宁乔怡　兰维娅　蒋　总

　　　　　陆道敏　凌　益　刘　灿　王　莹

　　　　　杨玉涛　黄　聪　王秋燚

编写单位： 贵州中医药大学第二附属医院

《系统性红斑狼疮健康知识》
编委会

主　编： 唐　芳　马武开　姚血明

副主编： 兰维娅　蒋　总　安　阳　黄　颖

　　　　　侯　雷　周　静

编　委： 高　月　金泽旭　彭金龙　秦　瑶

　　　　　钟　琴　杨玉涛　宁乔怡　陆道敏

　　　　　陈昌明　曹跃朋　徐　晖　王　莹

　　　　　刘　灿　刘　佳　肖丽娜　张琼予

　　　　　顾光照　黄　聪　王春霞　王　楠

　　　　　雷　艳　张　丽　宋　鉴　孙李萍

　　　　　杨　柳　陈声丽　陈晓行　靳贞红

　　　　　余廷丽　陈柯帆

编写单位： 贵州中医药大学第二附属医院

前 言
Preface

  系统性红斑狼疮是一种自身免疫介导的、以免疫性炎症为突出表现的弥漫性结缔组织病。在我国，系统性红斑狼疮患病率为0.03%~0.07%，好发于20~40岁的人群，且以女性居多。系统性红斑狼疮的临床表现各异，累及全身多脏器、多系统，包括皮肤黏膜、骨骼肌肉、心血管系统、呼吸系统、肾脏系统、神经系统、血液系统及消化系统等。该病在发病早期临床症状并不明显，不易引起患者重视，只有严重影响生活和工作，患者才会去就诊。由于患者个体差异，该病发病时会出现皮疹、口腔溃疡、关节疼痛、脱发、血尿等不同症状，进而导致患者就诊时挂错科室，临床医生也容易误诊，这极易导致系统性红斑狼疮患者错过确诊及正确治疗的最佳时间。为了提高人们对系统性红斑狼疮的认识，减少误诊误治率，我们组织风湿免疫科的专家编写了《系统性红斑狼疮健康知识》，以兹为一线临床医生和系统性红斑狼疮患者普及健康知识。

本书编委会

2022 年 6 月

目录

Contents

第八章 系统性红斑狼疮的护理/137

参考文献/145

14

第一章　系统性红斑狼疮概述

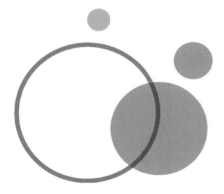

01 什么是系统性红斑狼疮

系统性红斑狼疮（systemic lupus erythematosus，SLE）以鼻梁和双颧颊部出现蝶形红斑为特征性表现，除皮肤外，该疾病可对全身多个系统（器官）造成损伤。系统性红斑狼疮是一种自身免疫介导的、以免疫性炎症为突出表现的弥漫性结缔组织病。

系统性红斑狼疮的临床表现多种多样，在皮肤和黏膜方面，患者可出现蝶形红斑、盘状红斑、脱发、口腔溃疡、皮肤血管炎、色素沉着等；在骨骼、肌肉方面，患者可出现关节痛、关节炎、关节畸形、肌痛、肌无力、缺血性骨坏死、骨质疏松等；在心脏方面，患者可出现充血性心力衰竭、心脏瓣膜疾病、心包积液等；在呼吸系统方面，患者可出现胸膜炎、胸腔积液、间质性肺炎、肺栓塞、肺出血和肺动脉高压等；在肾脏方面，患者可出现肾炎、肾病综合征等；在神经系统方面，患者可出现抽搐、精神异常、无菌性脑膜炎、横贯性脊髓炎等；在血液系统方面，患者可出现贫血、白细胞计数减少、血小板减少、淋巴结肿大等；在消化系统方面，患者可出现纳差、恶心、呕吐、腹泻、腹水、肝功能异常、胰腺炎等。

02 什么是隐匿型红斑狼疮

隐匿型红斑狼疮是指患者具有系统性红斑狼疮样临床表现及血清学特点，但是并不完全符合美国风湿病学会推荐的系统性红斑狼疮的诊断标准。在国外，隐匿型红斑狼疮被认为是红斑狼疮的一种比较轻的亚型，在特定因素的激发下，可发展为系统性红斑狼疮。但该类型红斑狼疮一般疾病活动度低，很少累及脏器，预后较好。

03 什么是免疫，什么是自身免疫病

免疫（immunity）一词来源于拉丁文"immunitas"，表示豁免或免除劳役和国家义务，在免疫学中借用过来表示免除瘟疫，即对传染病有抵抗之意。而在现代，免疫是指机体识别和排除抗原性异物，即机体区分自己与非己进而排除异己的功能。

自身免疫是指机体免疫系统对自身正常成分产生免疫应答的现象。自身免疫病是指机体免疫系统针对自身组织产生异常应答所引发的一组疾病。根据临床病理的特征，自身免疫病可分为系统性和器官特异性。系统性自身免疫病包括系统性红斑狼疮、类风湿关节炎、原发性干燥综合征、皮肌炎、系统性血管炎等，在这类疾病中自身免疫耐受机制遭到破坏，人体会视自身组织器官为"异物"，产生自身抗体，导致靶器官受损。与此相反，器官特异性自身免疫病包括桥本甲状腺炎、毒性弥

漫性甲状腺肿、多发性硬化症、1型糖尿病、寻常型天疱疮、自身免疫性溶血性贫血、特发性血小板减少性紫癜和重症肌无力等，在这类疾病中自身抗原会定位在特定的器官，在自身抗体和（或）特异性T淋巴细胞（简称"T细胞"）的作用下损害器官。引起自身免疫病的因素有许多，如遗传、环境、性别等，其中遗传因素起到了重要作用。

04 抗原、抗体、补体、免疫复合物分别是什么

目前可将抗原定义为一类能刺激机体免疫系统使之产生特异性免疫应答，并能与相应免疫应答产物（抗体或抗原受体）在体内外发生特异性结合的物质。通俗地说，抗原就是能够刺激机体发生免疫反应的物质。抗原可以是外界的病原微生物，也可以是人体自身的组织。

抗体是指能与相应抗原（表位）特异性结合的具有免疫功能的球蛋白。化验单中我们看到的免疫球蛋白（Ig）就是抗体。免疫球蛋白可分为5类，分别是IgM、IgG、IgA、IgE、IgD。抗体具有多种生物学作用，能够清除外来病原体；在特殊的环境下也会导致疾病发生，如IgE会介导炎症物质的释放，从而导致患者哮喘发作。在医疗实践中抗体的应用十分广泛，如抗核抗体、抗双链DNA抗体可作为诊断系统性红斑狼疮的证据；此外，我们熟知的生物制剂就是一类特殊的抗体。

补体参与机体的抗感染防御反应及免疫调节的各个环节，但也会导致器官损伤。补体在抗体介导下的人体保护过程中发挥"补充"作用，故被命名为补体。补体成分3（C3）是补体

系统的中心成分。C3被分解后,补体系统通过多种方式被激活,最终发生免疫反应。补体成分4(C4)是与系统性红斑狼疮相关性较强的补体成分。因此,临床上将血清中C3和C4作为评估患者疾病活动度的一项指标。

免疫复合物是指在免疫应答过程中,抗体与可溶性抗原结合而形成的复合物。在正常情况下,体积小的免疫复合物被肾小球滤过排出,体积大的免疫复合物被巨噬细胞吞噬消灭。但在某些情况下,抗原与抗体在体内形成的免疫复合物沉积于血管壁基底部,从而激活补体系统发挥相应的作用。

05 什么是自身抗体

自身抗体是指针对自身组织、器官、细胞及细胞成分的抗体。正常的免疫反应有保护性防御作用,即对自身组织、成分不发生反应。一旦自身免疫耐受机制遭到破坏,则机体会视自身组织、成分为"异物"而发生自身免疫反应,产生自身抗体。人体血液中可以有低滴度的自身抗体,而不会发生疾病,但如果自身抗体的滴度超过某一水平,就可能对身体产生损伤,引起疾病。

与系统性红斑狼疮密切相关的自身抗体:①抗核抗体谱,包括抗核抗体、抗可提取性核抗原抗体(抗nRNP抗体、抗Sm抗体、抗SSA抗体、抗SSB抗体、抗核小体抗体、抗组蛋白抗体、抗核糖体P蛋白抗体等)和抗双链DNA抗体。②抗磷脂抗体谱,主要是抗心磷脂抗体、狼疮抗凝物。③抗组织细胞抗体,包括抗红细胞膜抗体、抗血小板相关抗体、抗神经元抗体。

06 自身抗体的意义是什么

（1）疾病的诊断及鉴别诊断：某些自身免疫病具有标志性或特异性抗体，对疾病诊断及鉴别诊断具有重大意义，如抗Sm抗体、抗双链DNA抗体对系统性红斑狼疮的诊断具有较高的特异性。

（2）评估疾病的病情：某些抗体与疾病活动度密切相关，可通过自身抗体效价的消长判断疾病活动度，观察治疗反应，指导临床治疗，如抗双链DNA抗体多出现在系统性红斑狼疮的活动期。

（3）疾病的预后判断：通过某些抗体的表现，可以判断预后，如局限性硬皮病中抗着丝点抗体阳性患者预后良好，而弥漫型硬皮病中抗Scl-70抗体阳性患者预后较差。

07 人体的免疫细胞在疾病的发生、发展过程中扮演了什么样的角色

免疫细胞可以分为固有免疫细胞和适应性免疫细胞。

固有免疫细胞最具代表性的为自然杀伤细胞（NK细胞）。NK细胞缺乏抗原受体，故不需要抗原刺激就能杀伤肿瘤细胞等。NK细胞的主要作用机制是细胞毒作用，因此具有抗感染的作用。但是，如果固有免疫细胞清除有害细胞失败，则将导致有害细胞抗原过度暴露，这时处于休眠状态下的自身反应性

淋巴细胞会异常增多，并发挥效应，可能诱发系统性红斑狼疮。

适应性免疫细胞在微生物等抗原物质刺激后才启动免疫反应。T细胞属于适应性免疫细胞，具有识别抗原信息的能力。在受到抗原刺激后，它开始活化增值，并释放信号，当再次接触抗原时则能将有害物质清除。初次建立适应性免疫需要1周或者更长的时间。B淋巴细胞在抗原刺激下可分化为浆细胞，合成免疫球蛋白，其中能与靶抗原结合的免疫球蛋白即为抗体。抗体在适应性免疫中发挥着不同的作用。在免疫机制的薄弱阶段，机体发生感染或组织损伤，可能会诱发自身免疫病，导致适应性免疫系统破坏组织，引起炎症，炎症细胞浸润于组织，进一步放大免疫反应并攻击自身器官，形成恶性循环。

08 抗体是如何一步一步侵蚀人体的

免疫应答是一把双刃剑，可清除抗原、保护机体，也可损伤机体组织与细胞。在免疫应答中，机体接受特定抗原持续刺激或同一抗原再次刺激所致的功能紊乱和（或）组织损伤等病理性免疫反应，称为超敏反应。超敏反应分为Ⅰ型、Ⅱ型、Ⅲ型、Ⅳ型，其中前三个类型由抗体介导产生。

（1）Ⅰ型超敏反应。

Ⅰ型超敏反应又称速发型超敏反应，主要由特异性IgE介异产生。Ⅰ型超敏反应往往在再次暴露于抗原后的数分钟至数小时内发生。个别患者对相对无害的环境中的变应原（如食物中的蛋白质）或病原体释放的变应原（如某些寄生虫抗原）发生免疫应答，产生IgE抗体。IgE分子迅速与效应细胞结合，此时机体处于致敏状态。致敏机体再次接触相同的变应原后，会导致炎性介质产生。这些介质可改变靶器官毛细血管的通透性，从而诱发疾病。例如，过敏性鼻炎、支气管哮喘、皮肤过敏反应均属于Ⅰ型超敏反应。

（2）Ⅱ型超敏反应。

Ⅱ型超敏反应是指 IgG 或 IgM 类抗体与细胞表面相应抗原或基质抗原结合，激活补体系统，并在巨噬细胞和中性粒细胞的参与下造成组织损伤的反应。临床常见的此类疾病有新生儿溶血症、自身免疫性溶血性贫血。

（3）Ⅲ型超敏反应。

Ⅲ型超敏反应是指游离抗原与相应抗体结合为循环免疫复合物，而未被及时清除的免疫复合物沉积于毛细血管基底膜等部位，通过激活补体，并在血小板、中性粒细胞等的参与下，引起血管及其周围组织炎症，导致组织损伤的反应，在风湿免疫疾病中占主要作用。在免疫应答过程中，免疫复合物的形成是一种常见Ⅲ型超敏反应发生的机理现象，但大多数可被机体的免疫系统清除。如果因为某些因素造成大量复合物沉积在组织中，则会引起组织充血水肿、局部坏死和中性粒细胞浸润等。临床常见的此类疾病有类风湿关节炎、系统性红斑狼疮。

（4）Ⅳ型超敏反应。

Ⅳ型超敏反应是指抗原诱导特异性 Th1 细胞激活并产生多种炎性细胞因子，介导以单个核细胞浸润和组织细胞变性坏死为特征的局部炎症反应。此类疾病有天花、水痘等出疹性疾病。

09 系统性红斑狼疮最新流行病学是什么

各类文献研究报道的系统性红斑狼疮相关数据差异较大，在过去的 40 年间，系统性红斑狼疮的患病率为 0.3/10 万 ~ 31.5/10 万；最新研究显示，系统性红斑狼疮患病率为 50/10 万 ~ 100/10 万，甚至超过 100/10 万。系统性红斑狼疮的患病率存在地域差异，在我国系统性红斑狼疮患病率为 0.03% ~ 0.07%。此外，系统性红斑狼疮患病率也存在种族差异，与白种人相比，非白种人比白种人更容易患系统性红斑狼疮。但也有研究发现，居住在欧洲与北美的非洲人比生活在非洲的非洲人更易患系统性红斑狼疮。这一研究结果也符合系统性红斑狼疮的一种触发因素，即环境变化。系统性红斑狼疮的好发年龄段为 20 ~ 40 岁，女性与男性患病比例为 9 : 1。系统性红斑狼疮的发病及预后受到多方因素的影响，如遗传、自然环境、社会因素等。相关研究发现，在美国，家庭年收入低于 25 000 美金的系统性红斑狼疮患者的 20 年生存率约为 70%；而家庭年收入高于 25 000 美金的系统性红斑狼疮患者的 20 年生存率约为 86%。相关调查统计结果显示，在我国，系统性红斑狼疮患者的 1 年、5 年、10 年的生存率分别是 98.2%、95.3%、93.7%；系统性红斑狼疮女性患者死亡率高于男性；感染是导致系统性红斑狼疮患者死亡的主要原因，调查人群中 31.1% 是因感染导致死亡的，次要原因还有肾功能衰竭、肺动脉高压、脑血管疾病等。

10　系统性红斑狼疮是如何发生的

系统性红斑狼疮的发病机制十分复杂，目前尚未完全明确。遗传是诱发系统性红斑狼疮的主要因素之一。如果家族中有人患上系统性红斑狼疮，那么其后代患上系统性红斑狼疮的概率会比家族中没有人患上系统性红斑狼疮的人高出很多，因此体内有系统性红斑狼疮基因的人在特定的环境中就会引发系统性红斑狼疮。感染也是诱发系统性红斑狼疮的因素之一。如果患者发生了感染，机体的免疫力就会下降，一些病毒就会趁机攻击，从而引发系统性红斑狼疮。

11　系统性红斑狼疮如何分类

根据系统性红斑狼疮的严重程度可以将其分为轻型系统性红斑狼疮和重型系统性红斑狼疮。轻型系统性红斑狼疮指患者情况稳定，所累及的器官（包括肾脏、肺脏、心脏等）功能正常或稳定，不致命。轻型系统性红斑狼疮表现为发热、皮疹、关节炎、雷诺现象、浆膜腔少量积液，且无明显系统受累现象。重型系统性红斑狼疮除具有上述症状外，同时还伴有一个或多个脏器受累，如表现为肾炎、脑病、急性血管炎、间质性肺炎、溶血性贫血、血小板减少性紫癜、浆膜腔大量积液等。急性的危及生命的重型系统性红斑狼疮称为系统性红斑狼疮危象。

12　系统性红斑狼疮跟艾滋病有什么关联

艾滋病是感染艾滋病病毒，以早期乏力，易感冒，继则皮肤黏膜溃疡，高热不退，消瘦，出血，肺部感染，多脏器损害等为主要表现的性传染病。系统性红斑狼疮是自身免疫介导的、以免疫性炎症为突出表现的弥漫性结缔组织病。两者同样是免疫系统疾病，均可导致多脏器损害。前者是丧失免疫功能，后者为免疫功能紊乱，仍具备清除病原体的能力。另外，感染是诱发系统性红斑狼疮的因素之一，因此感染艾滋病病毒有可能诱发系统性红斑狼疮。

13　系统性红斑狼疮跟肿瘤有什么关联

系统性红斑狼疮合并疾病除了心脑血管病变、抗磷脂综合征、骨质疏松症之外，还会出现恶性肿瘤，并且恶性肿瘤是系统性红斑狼疮患者死亡的重要原因之一。系统性红斑狼疮患者合并出现的恶性肿瘤：①恶性血液病，以非霍奇金淋巴瘤最多见；②肺癌；③肝癌；④头颈部恶性肿瘤，包括口及咽喉部位；⑤甲状腺恶性肿瘤；⑥阴道及宫颈的恶性肿瘤；⑦皮肤癌，如非黑色素瘤性皮肤癌；⑧肾脏及膀胱的恶性肿瘤；⑨前列腺癌；⑩乳腺癌。

系统性红斑狼疮患者合并出现恶性肿瘤的可能原因包括患者免疫系统紊乱，自身遗传因素，病程中患者长期暴露于已知危险环境因素中或者患者长期规律服用的激素类药物及免疫抑制剂，如长期吸烟或者被动吸烟的患者易合并肺癌，长期服用激素类药物的患者会增加患前列腺癌或乳腺癌的风险。除此之外，由于系统性红斑狼疮患者免疫系统紊乱，其感染致癌病毒（如人乳头瘤病毒）的概率较大。

14 系统性红斑狼疮的发病因素有哪些

系统性红斑狼疮的发病因素主要分为 3 个方面。①遗传：系统性红斑狼疮患者的第一代亲属患系统性红斑狼疮的概率是无系统性红斑狼疮患者家庭的 8 倍。目前研究发现系统性红斑狼疮是一种多基因遗传的疾病，与其相关的基因有 50 多种，主要与人类白细胞抗原Ⅱ类和Ⅲ类基因有关，此外还与先天性免疫应答、适应性免疫应答、免疫复合物清除等相关基因有关。至 2020 年，相关研究者已经找出 21 种针对中国汉族人的系统性红斑狼疮易感基因，更加证实了遗传因素是诱导系统性红斑狼疮发生、发展的因素之一，为未来研究治愈系统性红斑狼疮提供了巨大可能。②环境：如阳光，化学试剂，药物，长时间暴露于特定的环境下等，都会诱发自身免疫反应。紫外线照射是诱发系统性红斑狼疮的危险因素，特别是波长为 290 ~ 320 nm 的紫外线，会加重系统性红斑狼疮患者的疾病活动。除此之外，紫外线辐射可诱发或加重系统性红斑狼疮患者的皮肤病变，即使没有皮肤病变特征的患者经过紫外线辐射之后也会出现异常反应。不论有无皮疹，系统性红斑狼疮患者都不宜在盛夏的阳光下直晒超过 15 min。贵州地处高海拔地区，紫外线较强，系统性红斑狼疮患者出门要注意防紫外线（如戴防晒帽、防晒面罩等）。化学试剂包括可吸入试剂的二氧化硅、香烟烟雾（其中的尼古丁、焦油、多环芳香烃等）等，容易诱发系统性红斑狼疮。吸烟环境会诱发系统性红斑狼疮，尤其会加重系统性红斑狼疮患者的关节炎症状。根据2012年中国系统性红斑狼疮研究协作组对系统性红斑狼疮患者吸烟情况的调查分析得出，吸烟的患者更易出现胸膜炎、血管炎和肾脏病变。因此，系统性红斑狼疮患者应主动戒烟或者远离被动吸烟环境。药物诱导的系统性红斑狼疮即药物性狼疮（DIL），是指服用某些药物后引起关节痛、皮疹、发热、浆膜炎，血中出现抗核抗体、抗组蛋白抗体的一种临床综合征。如肼拉嗪类药物（如肼苯达嗪）属于降压药，目前已经明确其为诱发系统性红斑狼疮的药物之一。③性别：有临床研究表明，雌激素是诱发系统性红斑狼疮的一个重要因素，故系统性红斑狼疮女性患者明显多于男性患者。

15 系统性红斑狼疮与年龄有没有关系

雌激素是诱发系统性红斑狼疮的因素之一。雌激素分泌的水平会随着年龄而变化，育龄期的女性雌激素分泌旺盛，是系统性红斑狼疮的好发年龄阶段。系统性红斑狼疮好发于20～40岁的人群。儿童患系统性红斑狼疮的概率高于老年人，两者比例约为3：1。

16 系统性红斑狼疮患者的饮食应注意哪些方面

系统性红斑狼疮患者的饮食应为高维生素、优质蛋白质、低脂肪的平衡膳食。低脂肪对自身免疫有益。避免进食辛辣食物。长期应用激素类药物者注意补充钾、钙，有肾功能衰竭者应限制含钾食物的摄入。忌食或少吃会增强人体对光照敏感性的食物，如芹菜、无花果、香菇、豆荚、烟熏食物等。忌食或酌情少食可能诱发或加重病情的食物，如羊肉、狗肉、马肉、鹿肉。忌食易引起过敏的食物，如海虾、蟹等海产品。菠菜可能加重系统性红斑狼疮肾炎患者的蛋白尿，故不宜多食。建议系统性红斑狼疮患者每天至少摄入 12 种食物，每周至少摄入 25 种食物，尽量吃谷类（非精制）粮食；少吃红肉、加工肉类；适当摄入鱼类、禽类；多选低脂奶类；烹调时少用油和盐。

17 系统性红斑狼疮与饮酒有没有关系

研究证实，饮酒会加重系统性红斑狼疮患者的皮肤损害，且皮肤损害程度随饮酒量的增加而增加。大部分系统性红斑狼疮患者长期服用糖皮质激素类药物，饮酒将加重糖皮质激素类药物对胃肠道的刺激。因此，系统性红斑狼疮患者不管是在发病期间还是病情稳定之后，都不要饮酒，以免导致病情反复。

18 系统性红斑狼疮与药物有没有关系

部分药物的代谢产物能够打破免疫耐受环境，诱发系统性红斑狼疮。引发系统性红斑狼疮的药物有 50 多种，可根据风险将其划分为极低风险类、低风险类、中风险类、高风险类。极低风险类药物包括丙吡胺、普罗帕酮、依那普利、赖诺普利、可乐定、阿替洛尔、拉贝洛尔、米诺地尔、哌唑嗪等。低风险类药物包括甲基多巴、卡托普利、醋丁洛尔、氯丙嗪、异烟肼、米诺环素、镇痉宁。中风险类药物有奎尼丁等。高风险类药物包括肼屈嗪、氢氯噻嗪。

19 系统性红斑狼疮与天气变化有没有关系

中医理论认为，春季天气沉降，地气升浮，宜养肝调肝，养阳防风。西医理论认为，春天温暖多风，适合细菌、病毒繁殖传播，所以疾病的复发和加重也偏爱这个季节。由于感染会诱发系统性红斑狼疮复发，因此系统性红斑狼疮患者在春季要注意个人卫生，勤洗手，预防细菌、病毒等病原微生物感染。夏季是全年紫外线最强的时段，此时系统性红斑狼疮患者要注意防晒，因过度暴露在紫外线下易诱发系统性红斑狼疮。在天气变冷的时候，部分系统性红斑狼疮患者手指会出现间歇性苍白、潮红，此为雷诺现象，因此系统性红斑狼疮患者应注意保暖。相关研究发现，冬季、春季系统性红斑狼疮患者复发及住

16

院的人数明显高于夏季、秋季。

20　系统性红斑狼疮应养成哪些生活习惯

研究表明，吸烟、过度劳累、缺乏睡眠将会增加系统性红斑狼疮患者抑郁的风险。系统性红斑狼疮患者应保持充足的睡眠时间，以每天睡 8～10 h 为宜，建议尽量避免晚于 22：30 睡觉。清晨起床后可做一些锻炼，如太极拳、瑜伽，也可以做一些简单的拉伸动作。每天早餐后半小时服用激素类药物，这样可减少药物对胃肠道等的影响。

21　系统性红斑狼疮与自身情绪有没有关系

系统性红斑狼疮的发生和发展与患者的身心健康都存在密切的关系。除了感染、遗传、药物等因素作用于系统性红斑狼疮患者导致疾病的发生或加重之外，患者自身的情绪、心理社会状况同样会诱导此病的发生和发展。当系统性红斑狼疮患者处于精神紧张或者应激状态下时，可以通过神经、内分泌、免疫等系统引起免疫紊乱，诱导系统性红斑狼疮的发生和发展。有一例文献报道称，在其收集的 13 例系统性红斑狼疮危象的患者中，有一例患者在发生系统性红斑狼疮危象之前 1 个月内因离婚心情一直处于郁闷状态；另有一例患者因为与人吵架情绪激动而诱发系统性红斑狼疮危象。从中可以看出，系统性红斑狼疮患者在日常生活中保持愉悦的心情对病程的缓解有很大帮助。

22 紫外线为什么会诱发系统性红斑狼疮

紫外线照射系统性红斑狼疮患者的角质形成细胞后，存在于细胞核与细胞质内的 Ro/SSA、La/SSB 抗原向细胞膜易位，抗 Ro/SSA、抗 La/SSB 抗体与之在角质形成细胞表面相结合，加速角质形成细胞的异常代谢，从而诱发系统性红斑狼疮，导致患者皮肤损伤。

23 为什么感染会诱发系统性红斑狼疮

系统性红斑狼疮患者易因感染诱发病情的发生或者加重病情的原因不外乎以下 3 点：①自身免疫缺陷；②免疫异常，如淋巴细胞减少和补体缺乏，可能具有直接的免疫抑制作用；③患者在接受免疫抑制剂治疗后，其受到感染的风险很高。另外，泼尼松剂量超过 7.5 ~ 10 mg/d，大剂量甲强龙冲击治疗和大剂量环磷酰胺治疗也是公认的增加系统性红斑狼疮患者感染风险的危险因素。简单来说，机体免疫力异常或者下降，一些病毒和细菌等会趁机攻击机体，从而诱发系统性红斑狼疮。如疱疹病毒是诱发系统性红斑狼疮的因素之一，它可以利用 B 细胞信号，刺激 B 细胞活化，并产生抗体，从而诱发系统性红斑狼疮。此外，部分病毒的自身抗体可以和双链 DNA 发生反应，诱发系统性红斑狼疮。

24　为什么亚洲人易患系统性红斑狼疮

　　根据全球的系统性红斑狼疮流行病学发现，亚洲人系统性红斑狼疮患病率高于白种人，但尚未完全阐明其原因。目前所发现与系统性红斑狼疮相关度最高的基因 HLA-DRB1*03 ： 01，亚洲人该基因表达高于欧洲人。RASGRP3是唯一未在欧洲人中发现，仅表达于亚洲系统性红斑狼疮患者的基因，因此亚洲人易患系统性红斑狼疮可能与 HLA-DRB1*03 ： 01 基因、RASGRP3 基因相关。

25　系统性红斑狼疮是不是终身疾病

　　系统性红斑狼疮会影响全身各系统，且容易反复，会伴随患者一生。系统性红斑狼疮不是绝症，患者虽然无法痊愈，但通过治疗，可以像健康的人一样生活。那么系统性红斑狼疮患者需要终身服药吗？答案是肯定的。因为系统性红斑狼疮会影响身体的各个系统，因此需要常年吃药治疗。如果不及时服用药物就会引发症状恶化，造成器官损害程度加深。只要患者的病情在稳定的范围内，就可以停止服用部分药物。由于患者需要长期服药，具有一定的风险，所以患者需要定期到医院复查相关指标，以便医生根据患者的病情调整药物。

26　系统性红斑狼疮会不会影响寿命

　　因为每位系统性红斑狼疮患者的病情发展不一样，所以不能直接断定系统性红斑狼疮是否会影响其寿命。轻型系统性红斑狼疮并不会影响患者正常寿命；重型系统性红斑狼疮患者积极地配合医生治疗，坚持长期随诊、调整药物，一般不会出现危及生命的情况。

27　系统性红斑狼疮会不会传染给他人

　　虽然我们在前文中介绍感染是诱发系统性红斑狼疮的病因之一，但系统性红斑狼疮并不属于传染性疾病，它是一种自身免疫病，不具备传染性，不会传染给他人。

28　系统性红斑狼疮患者可不可以生孩子

　　有研究表明，若系统性红斑狼疮患者病情较为稳定，未表现出明显的临床症状或无活动期表现时，患者选择妊娠所表现出来的妊娠结局与健康正常产妇并无较大差异，但是患者在病情较为严重（即正处于系统性红斑狼疮活动期）时选择妊娠，其母婴结局大都较差，容易出现流产、早产和死胎，发生率约为30%，所以此时期需要严格避孕。除此之外，系统性红斑狼疮女性患者妊娠的前 6 周和后 6 周是系统性红斑狼疮复发的高峰时期。患者长期规律使用糖皮质激素、免疫抑制剂、生物制剂等药物，都有一定的不良反应，如免疫抑制剂（如甲氨蝶呤、来氟米特、霉酚酸酯等）具有致畸的作用，环磷酰胺会减少卵巢卵泡储备而导致卵巢衰竭，生物制剂（如利妥昔单抗）会增加流产的风险。

因此，系统性红斑狼疮患者计划妊娠前应注意以下几点：①病情一直处于静止期或者缓解期达到半年以上；②没有中枢神经系统、肾脏、肝脏或其他脏器的严重损害；③口服激素的剂量达最低维持量或者停药（泼尼松 <10 mg 或等效的其他不含氟的糖皮质激素如泼尼松龙、甲基泼尼松龙等）；④计划妊娠前停用甲氨蝶呤至少 3 个月，停用环磷酰胺至少 6 个月，停用霉酚酸酯至少 6 周，雷公藤多苷停药至少 6 个月，来氟米特停药至少 2 年，沙利度胺停药至少 4 周，使得体内血药浓度降至安全范围；⑤停用生物制剂（如利妥昔单抗、贝利尤单抗）。同时，患者妊娠期要遵从医嘱，定期规律去医院产科及风湿免疫科复诊，监测母亲与胎儿情况。

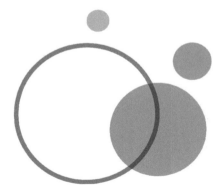

第二章　系统性红斑狼疮的临床表现

01　系统性红斑狼疮有什么症状

　　大多数发作期患者会出现发热，尤以低度热、中度热为常见，可伴有疲倦乏力、食欲缺乏、肌痛、体重下降等，另外还可能出现以下症状。

　　皮肤症状：80% 的患者在病程中会出现皮疹，包括颧部出现蝶形红斑、盘状红斑、指掌部和甲周红斑、指端缺血、面部及躯干皮疹，其中颧部出现蝶形红斑最具特征性。

　　口腔及鼻黏膜症状：无痛性溃疡和脱发。

　　浆膜炎表现：胸腔积液、心包积液。

　　肌肉关节症状：常出现对称性多关节疼痛。

02　随着系统性红斑狼疮的发展还会出现什么症状

　　（1）肾脏受累。

　　患者主要表现为蛋白尿、血尿［尿常规出现 >3 个红细胞 / 每高倍镜视野（HPF）］、管型尿（蛋白质在肾小管腔内凝聚、沉淀，形成管型）、水肿、高血压，乃至肾功能衰竭。有平滑肌受累者可出现输尿管扩张和肾积水。

　　（2）心血管系统受累。

　　患者常出现心包炎、疣状心内膜炎或并发感染性心内膜炎；约 10% 的患者有心肌损害、气促、心前区不适、心律失常，严重者可发生心力衰竭导致死亡；有冠状动脉受累的患者，表现为心绞痛，甚至出现急性心肌梗死。

（3）肺部受累。

①系统性红斑狼疮易引起肺间质病变，表现为活动后气促、干咳、低氧血症。②胸膜炎作为系统性红斑狼疮首发症状，大部分患者表现为胸痛，常伴呼吸困难、咳嗽、低热，可伴或不伴胸腔积液。③肺部感染在系统性红斑狼疮患者中发病率很高，同时肺部感染是系统性红斑狼疮发病和死亡的重要原因。此外，肺动脉高压在系统性红斑狼疮患者中也并不少见，是系统性红斑狼疮预后不良的因素之一。

（4）浆膜腔受累。

在系统性红斑狼疮发生时，浆膜腔的毛细血管会由于免疫复合物的侵害而发生炎症反应，继而毛细血管壁的通透性增大，毛细血管内的炎性液体就容易从毛细血管渗透到浆膜腔内形成浆膜腔积液，如胸腔大量积液时会引起患者呼吸困难；心包大量积液时，会出现心慌、气短、心悸症状，严重时可出现心包填塞而危及生命。

（5）神经系统受累。

中枢神经系统受累可表现为癫痫、头痛、脑血管病变、运动障碍、急性意识错乱、焦虑、认知功能减退、情绪障碍及精神病等。外周神经系统受累可表现为吉兰 – 巴雷综合征、自主神经病、单神经病、重症肌无力等。

（6）消化系统受累。

患者表现为食欲减退、腹痛、呕吐、腹泻等，其中部分患者以上述症状为首发症状。少数患者可并发急腹症，如胰腺炎、肠坏死、肠梗阻。

（7）血液系统受累。

患者表现为血红蛋白下降，白细胞计数、血小板减少。

03 什么是蝶形红斑

蝶形红斑是见于系统性红斑狼疮患者两侧面颊对称性的面部红斑，通过鼻梁相连，颜色为淡红色或鲜红色，如一只蝴蝶覆之，故称为蝶形红斑。此为系统性红斑狼疮中特异性较高的一种皮损，持续数天至数周，可有硬结和脱屑。

04 什么是盘状红斑

盘状红斑是指皮疹的边界清晰，中央凹陷，形似一个盘子。其好发于日光暴露部位如前额、颧部、鼻和手背等，也可出现在头皮，而造成局部脱发。

05 如何区分系统性红斑狼疮光过敏与日光性皮炎

系统性红斑狼疮光过敏指患者对日光有明显的反应，皮肤暴露部位会出现皮疹症状，偶尔出现全身性荨麻疹和大疱性皮损，伴有瘙痒感和灼痛感，并且会使患者乏力、关节疼痛等症状加重。一年四季均可出现；只好发于系统性红斑狼疮患者，常为系统性红斑狼疮患者首发症状或病情活动期的标志；病程长，可反复发作；患者血清学检测中的炎症因子及免疫学检测中的免疫因子可出现明显异常。

日光性皮炎指在强烈日光照射后，暴晒处皮肤发生弥漫性红斑，鲜红色，边界清楚，后逐渐消退、脱屑，但留有色素沉着，严重时甚至出现水肿、水疱。春季和夏季多见；好发于任何个体；病程短，发病急；血清学检测及免疫学检测均为阴性。

06 什么是系统性红斑狼疮的无痛性口腔溃疡，如何与一般口腔溃疡区分

系统性红斑狼疮患者表现出的口腔溃疡多在下唇、口腔或鼻咽部，表现出特异性糜烂或皮损，痛感轻微或者为无痛性，大多经医生观察得知。系统性红斑狼疮患者除了出现口腔溃疡外，还会伴发其他器官或系统的不适症状（如关节痛、颊部红斑等）。

一般口腔溃疡俗称口疮，多见于唇、颊黏膜、齿龈、舌缘等，疼痛不适感明显，影响饮食。但一般口腔溃疡病变具有周期性、反复性、自限性的发病特点，大多数患者病程为 7～10 d，可以自愈，但易长期反复发作。只有部分病情严重的患者口腔溃疡会出现迁延不愈、此消彼长的情况。目前，一般口腔溃疡的病因尚未明确。相关研究报道称，局部创伤、营养不良、心理压力、内分泌紊乱、免疫力低下、过度劳累、药物食物刺激、吸烟等与一般口腔溃疡的发病相关。

07 雷诺现象是怎么一回事呢

雷诺现象是指因受寒冷或紧张的刺激后，肢端细动脉痉挛，使患者手指（足趾）皮肤突然苍白，相继出现皮肤变紫、变红，伴局部发冷、感觉异常和疼痛等短暂的临床现象。此症状可以是原发的，即其中约半数患者病因不明，此时称为雷诺病。但此症状也可是继发的，即出现于其他已经明确诊断的疾病的患者身上，此时称为雷诺现象。系统性红斑狼疮患者可能会伴发雷诺现象，其发生率为 20% ~ 40%。雷诺现象多见于女性，典型发作可分为以下几期：①缺血期，即手指、足趾远端皮肤出现发作性苍白、僵冷，伴出汗、麻木或疼痛，多为对称性自指端向手掌发展，很少超过手腕；②缺氧期，患者自觉症状较轻，但手指、足趾远端皮肤继续缺血，毛细血管扩张瘀血，皮肤因发绀而呈现紫色，皮温较低，有疼痛感觉；③充血期，即患者保暖时会自动出现。

08 狼疮脑病是什么

狼疮脑病是指系统性红斑狼疮累及中枢神经系统出现一系列的精神、神经症状的疾病，轻者可出现偏头痛、烦躁易怒、记忆力减退或轻度认知障碍，重者可出现脑血管意外、昏迷、癫痫等。狼疮脑病一定要及时治疗，否则会危及生命。

09 狼疮肾炎是什么

　　狼疮肾炎是指系统性红斑狼疮导致的肾脏疾病。发病与免疫复合物形成及免疫细胞、细胞因子和补体激活等免疫异常有关。狼疮肾炎除了有系统性红斑狼疮的全身表现外，主要临床表现为血尿、蛋白尿、肾功能不全等。

10 系统性红斑狼疮造成的脑损伤可逆吗

　　系统性红斑狼疮造成的脑损伤表现是多样的，尚未对脑造成实质损害的，经规律治疗后可得到缓解；因脑细胞缺血死亡造成的脑损伤，如脑血管意外、脑血栓形成、脑栓塞，是不可逆的。

11 系统性红斑狼疮造成的肾脏损伤可逆吗

　　系统性红斑狼疮造成的肾脏损伤程度不同，治疗效果也会有差异。对于血中肌酐浓度升高 1 个月内就医，且无肾脏缩小的患者，恢复肾功能及维持正常的生理功能希望较大；若患者肾脏缩小，血中肌酐浓度升高超过 3 个月，恢复肾功能的希望甚微。但规律的治疗能够延缓肾脏损伤的进展。

12　系统性红斑狼疮引起的发热有什么特点

系统性红斑狼疮患者发热的特点可以总结为以下几个方面：①体温一般在 38℃左右，很少达到 39℃。②发热常常不是因为感染引起的，血常规检查通常白细胞计数增加，淋巴细胞比例可能增加，红细胞沉降率升高，C 反应蛋白一般不升高。因此，系统性红斑狼疮的发热与感染引起的发热的鉴别要点就是 C 反应蛋白是否升高。③抗生素治疗无效，对糖皮质激素比较敏感，使用糖皮质激素后体温会迅速恢复正常，但停止使用糖皮质激素体温就会立刻回升。需要注意的是，系统性红斑狼疮患者长期大量使用激素类药物会抑制机体的免疫力，降低机体抗细菌感染的能力，也会引起发热。

13　系统性红斑狼疮患者为何常伴有高血压

①西医学认为，高血压的发生与肾素－血管紧张素－醛固酮系统密不可分。系统性红斑狼疮容易损伤肾脏，肾脏损伤到一定程度时，会造成肾素－血管紧张素－醛固酮系统功能紊乱，引发高血压。②系统性红斑狼疮患者长期处于慢性炎症状态下，也可能引起高血压。③系统性红斑狼疮患者容易发生动脉粥样硬化，血管壁的弹性下降，从而导致高血压。④系统性红斑狼疮患者长期服用糖皮质激素、来氟米特等药物，这也是引发高血压的原因之一。

14 系统性红斑狼疮患者为何常伴有冠心病

①系统性红斑狼疮本身容易导致人体的代谢功能异常，出现胰岛素抵抗、高脂血症、高血压等表现，这些都是冠心病发病的危险因素。②正常的高密度脂蛋白具有抗动脉粥样硬化的作用，但是系统性红斑狼疮患者在慢性炎症状态下产生的促炎症反应会使高密度脂蛋白不具备抗动脉粥样硬化的能力，这也成为引发冠心病的一项危险因素。③系统性红斑狼疮患者易出现胰岛素抵抗，使心肌灌注不足的风险增加4倍，并可作为冠状动脉硬化的独立预测因素，进而引发冠心病。④一些与系统性红斑狼疮相关的抗体，如抗心磷脂抗体等，也是诱发血栓及动脉斑块，从而引发冠病的危险因素。

15 系统性红斑狼疮患者为何常伴有糖尿病

系统性红斑狼疮患者由于长期处于慢性炎症状态与自身免疫反应紊乱状态，容易出现胰岛素抵抗，导致糖尿病。同时系统性红斑狼疮患者不规律地接受糖皮质激素治疗，易导致类固醇性糖尿病。

16 系统性红斑狼疮患者为何会出现高脂血症

系统性红斑狼疮患者能量代谢发生障碍，会出现高脂血症。当出现蛋白尿的系统性红斑狼疮患者在形成低蛋白血症的时候，也会发生高脂血症。除此之外，长期应用激素类药物的系统性红斑狼疮患者容易出现脂代谢紊乱，严重时也会出现高脂血症。

17 出现哪些症状时需要警惕系统性红斑狼疮

系统性红斑狼疮的早期症状通常是非特异、非典型的，但是哪些非特异和非典型的症状需要警惕呢？如果是育龄期女性，出现以下情况时需要警惕：①不明原因的发热，体温超过正常体温 0.8 ~ 1 ℃；②浮肿、小便异常，尿中出现泡沫；③脱发加重；④出现不明原因的口腔溃疡；⑤出现关节疼痛、关节炎症状，以指趾、腕、肘、膝、踝关节为主，呈游走性；⑥在阳光或紫外线光源照射下出现红斑、皮疹等皮损症状等。若有这些症状都需要及时去医院就诊。

18 系统性红斑狼疮会不会引起骨质疏松

系统性红斑狼疮患者会使用激素治疗，而长期使用激素会导致维生素 D 代谢障碍，使人体内骨密度下降。除此之外，系统性红斑狼疮患者需要避免光照，而人体需要一定的光照以促进体内维生素 D 的合成。因此，系统性红斑狼疮患者的光敏特征会诱导或加重其骨质疏松。除了维生素 D 合成及代谢障碍导致的维生素 D 缺乏之外，系统性红斑狼疮患者出现的炎症或肾功能异常也是造成其骨质疏松的危险因素之一。

系统性红斑狼疮患者发病过程中会伴有不同程度的血管炎，从中形成的炎症因子会破坏骨代谢平衡，即其能够使人体内的破骨细胞生成相对增多，从而造成骨密度下降、骨质疏松甚至骨质破坏。除了血管炎，大多数系统性红斑狼疮患者也都会出现肾脏受累的情况，当病程进展至肾功能不全阶段时，体内代谢功能紊乱，会通过诱导继发的甲状腺功能亢进而进一步影响患者体内骨的生成和破坏，从而加重骨质疏松。

另外，系统性红斑狼疮的炎症反应还会导致动脉粥样硬化，相关研究发现动脉粥样硬化与骨质疏松具有潜在的联系。

19　系统性红斑狼疮会不会引起骨折

系统性红斑狼疮患者患骨质疏松症的概率是普通人的 2.53 倍，系统性红斑狼疮患者发生骨质疏松性骨折的概率是普通人的 1.78 倍。在系统性红斑狼疮的治疗中，我们发现骨量丢失是引起骨折的重要原因。

20 系统性红斑狼疮会不会引起关节畸形

系统性红斑狼疮是系统性疾病，会侵袭关节。系统性红斑狼疮侵袭关节后，会出现韧带、关节囊松弛和关节半脱位可导致手部畸形。这种畸形通常是可以复位的，但也有一些是难以复位的。

21 系统性红斑狼疮造成的关节损害可不可逆

系统性红斑狼疮引起的关节炎与类风湿关节炎不同，大多数是非侵蚀性的，在没有造成骨质破坏时，不会造成关节不可逆损伤，经抗炎治疗后可恢复。但是少部分患者会发生侵蚀性病变，甚至关节畸形。另外，系统性红斑狼疮能与类风湿关节炎重叠出现一种临床上较为少见 Rhupus 综合征。该病特点为侵蚀性、对称性多关节炎，而这类关节损伤是不可逆的。

22 系统性红斑狼疮会不会引起关节疼痛

关节炎与关节痛是系统性红斑狼疮非常常见的临床表现，可出现在系统性红斑狼疮病程的各个阶段。与类风湿关节炎相比，系统性红斑狼疮的关节疼痛较轻，病程较短。伴有晨僵的轻度关节痛是系统性红斑狼疮最常见的初发表现，大多数患者最终会发展为症状明显的关节炎，部分患者会出现关节积液，最常受累的关节是近端指间关节、腕关节、膝关节。系统性红斑狼疮患者关节受累多呈对称性、隐袭性，逐渐加重，半数患者伴有晨僵、游走性疼痛和功能障碍等。在 X 射线检查时，除软组织肿胀、关节周围有弥漫性骨质疏松征象外，关节软骨损伤或骨损害比较少见。少数患者可出现与类风湿关节炎相似的侵袭性关节病变。

23 系统性红斑狼疮男性患者和女性患者临床表现有何差异

相关研究发现，在系统性红斑狼疮起病时，男性以发热、肾损害为多见，女性以关节痛、乏力、雷诺现象为多见。男性患者更易在发病时出现肾脏损害，且弥漫增生性狼疮肾炎多于女性患者；男性患者比女性患者更容易出现溶血性贫血、中度贫血、胸膜炎。女性患者较男性患者更易出现脱发症状。

24 老年性系统性红斑狼疮有什么特点

老年性系统性红斑狼疮患者常会发生肺损害及贫血，而蝶形红斑、光过敏、动脉炎和精神症状很少发生。老年性系统性红斑狼疮经常与干燥综合征重叠，老年性系统性红斑狼疮伴有干燥综合征与非老年性系统性红斑狼疮伴有干燥综合征的概率分别为 21% 和 13%。伴有干燥综合征的老年性系统性红斑狼疮患者，狼疮症状较轻，肾损害、淋巴结病和血小板减少的发生率较低，但心血管、眼和骨骼肌并发症和恶性肿瘤的发生率较高。在血清学表现上，老年性系统性红斑狼疮患者抗RNP 抗体、抗 Sm 抗体阳性率较年轻患者低。

25　系统性红斑狼疮患者脱发的原因有哪些，如何区分系统性红斑狼疮脱发和斑秃

系统性红斑狼疮患者脱发原因目前尚不明确，可能是血管炎症及局部血流动力学改变，促使生长期的毛囊加速进入休止期、退行期引起的；也可能是系统性红斑狼疮患者服用的药物（如来氟米特等）导致的。除此之外，患者心理压力过大、患病之后心情不佳等情况同样会加重其脱发症状。很多患者会混淆系统性红斑狼疮脱发与斑秃，从肉眼来看，系统性红斑狼疮患者脱发与斑秃有一定的区别，大多系统性红斑狼疮患者脱发时的表现为额部发际或顶部毛发干燥、参差不齐、细碎易断，但仍然有较多短细毛发长出，伴有轻度的红斑，部分患者会伴有疼痛及瘙痒感。而斑秃患者临床表现为边界清楚的圆形或椭圆形的、表面光滑的完全性脱发。两者皮肤镜表现及组织病理学表现有明显差异，即系统性红斑狼疮患者脱发的皮肤镜表现为脱发区域内仍有外观正常的毛发生长，以及出现红斑、角化和脱屑等；斑秃典型的皮肤镜征象有感叹号发、断发及黑点征。除此之外，斑秃的组织病理学还有生长期毛囊周围的蜂拥状淋巴细胞浸润。斑秃也是一种病因不明的自身免疫病，目前对于系统性红斑狼疮患者脱发是否会导致斑秃的出现尚存在争议。

26 系统性红斑狼疮活动期具体指什么

医生依据患者受累器官的部位和程度评估患者病情。例如，出现脑受累表明病情严重；仅有发热、皮疹则表明病情较轻。常用的系统性红斑狼疮活动度评分表（SLEDAI-2000 评分表）将总分 ≥ 10 分者考虑为疾病活动期。一些手机应用有 SLEDAI 评分功能，输入对应的情况后，患者可以对自己的疾病活动度进行评分。

27 SLEDAI-2000 评分表是怎样进行评分的

SLEDAI-2000 评分表（表 2-1）是 2020 年中国系统性红斑狼疮诊疗指南推荐的评分标准。该评分系统包括 24 项评分项目，评估 9 个方面（中枢神经系统损害、血管损害、肾脏损害、肌肉骨骼损害、浆膜损害、皮肤损害、免疫学异常、全身症状、血液学异常），其对患者就诊前 10 d 内的情况进行评估。

对系统性红斑狼疮患者病情的判断：0 ~ 4 分疾病基本无活动；5 ~ 9 分疾病轻度活动；10 ~ 14 分疾病中度活动；≥ 15 分疾病重度活动。

表2-1　SLEDAI-2000评分表

计分	临床表现	定义
8分	癫痫发作	最近开始发作的，除外代谢、感染、药物所致
8分	精神症状	严重干扰正常活动，除外尿毒症、药物影响
8分	器质性脑病	智力改变伴定向力、记忆力或其他智力功能的损害，并出现反复不定的临床症状，至少同时有以下两项：感觉紊乱、不连贯的松散语言、失眠或白天瞌睡、精神活动增多或减少，除外代谢、感染、药物所致
8分	视觉受损	系统性红斑狼疮视网膜病变，除外高血压、感染、药物所致
8分	颅神经异常	新出现的感觉、运动神经病变
8分	狼疮性头痛	严重持续性头痛，麻醉性止痛药无效
8分	脑血管意外	新出现的脑血管意外，除外动脉硬化
8分	脉管炎	溃疡、坏疽、有触痛的手指小结节、甲周碎片状梗塞、出血或经活检、血管造影证实
4分	关节炎	关节痛（2个以上）和炎性体征（压痛、肿胀、渗出）
4分	肌炎	近端肌痛或无力，伴肌酸激酶/醛缩酶升高，或肌电图改变或活检证实
4分	管型尿	颗粒管型或红细胞管型
4分	血尿	>5个红细胞，除外结石、感染和其他原因
4分	蛋白尿	>0.5 g/24 h，新出现或近期增加
4分	脓尿	>5个白细胞，除外感染
2分	脱发	新出现或复发的异常斑片状或弥散性脱发
2分	皮疹	新出现或复发的炎症性皮疹

续表

计分	临床表现	定义
2分	黏膜溃疡	新出现或复发的口腔或鼻黏膜溃疡
2分	胸膜炎	胸膜炎性胸痛伴胸膜摩擦音、渗出或胸膜肥厚
2分	心包炎	心包炎导致疼痛及心包摩擦音或积液
2分	低补体	CH50、C3或C4值低于实验室检查正常值下限
2分	抗双链DNA抗体增加	>25%（Farr氏法）或高于实验室测量的正常范围
1分	血小板计数降低	$<100 \times 10^9 / L$，需除外药物因素
1分	白细胞计数减少	$<3 \times 10^9 / L$，需除外药物因素
1分	发热	$>38\ ℃$，需除外感染

28 系统性红斑狼疮活动期有什么现实意义

系统性红斑狼疮活动期说明患者该阶段病情尚未控制或者复发，需要积极治疗。活动期往往伴有明显的症状，比如发热、面部皮疹、关节疼痛、蛋白尿、白细胞计数减少等。医生通过患者的症状评估疾病严重程度，选择合适的治疗方案。该阶段医生通常会使用激素类药物和免疫抑制剂治疗。

29　什么是系统性红斑狼疮损伤指数

为了评估系统性红斑狼疮患者的器官损害程度和预后，系统性红斑狼疮国际临床协作组和美国风湿病学会提出了系统性红斑狼疮的损伤指数，其中提到临床表现一般应持续 6 个月以上，以排除急性活动期的表现。系统性红斑狼疮的损伤指数采用积分形式对 12 个方面的损伤程度进行评估，指数越高，提示预后越差。

眼睛：最大积分 2 分。任何白内障病史计 1 分；视网膜病变或视神经萎缩计 1 分。

神经精神系统：最大积分 6 分。认知损害（如记忆缺损、计算困难、注意力不集中、语言或书写表达困难，行为水平损害）或严重的精神病计 1 分；癫痫需要治疗 ≥ 6 个月计 1 分；脑血管意外计 1 分，如果不止 1 次，并且先后间隔至少 6 个月，则计 2 分；颅神经或外周神经（除外视神经）病变 1 分；横贯性脊髓炎 1 分。

肾脏：最大积分 3 分。评估或测量的肾小球滤过率 < 50% 计 1 分；尿蛋白 ≥ 3.5 g/24 h 计 1 分；终末期肾病（不考虑是否透析或移植治疗）计 3 分。

肺脏：最大积分 5 分。肺高压（右心室扩大或第二心音亢进）计 1 分；肺纤维化（体征或影像学证实）计 1 分；肺不张（影像学证实）计 1 分；胸膜纤维化（影像学证实）计 1 分；肺梗死（影像学证实）计 1 分。

心血管：最大积分 6 分。心绞痛或行冠状动脉搭桥术计

1 分；心肌梗死计 1 分，如果不止 1 次，并且先后间隔至少 6 个月，则计 2 分；心肌病（心室功能不全）计 1 分；瓣膜病变（舒张期杂音或收缩期杂音 >3/6 级）计 1 分；心包炎持续 6 个月或行心包切除术计 1 分。

外周血管：最大积分 5 分。跛行持续 6 个月计 1 分；较小组织丧失计 1 分；明显的组织永久性丧失或切除（如指、趾或肢体丧失）计 1 分，若不止 1 个部位计 2 分；静脉血栓伴有肿胀、溃疡或静脉淤滞计 1 分。

消化系统：最大积分 6 分。任何原因的十二指肠以下肠、脾、肝或胆囊梗死或切除病史计 1 分，若不止 1 个部位计 2 分；肠系膜供血不足计 1 分；慢性腹膜炎计 1 分；上消化道狭窄或手术病史计 1 分；胰腺功能不全需要酶替代治疗或假性囊肿形成计 1 分。

肌肉骨骼：最大积分 7 分。肌肉萎缩或无力计 1 分；致畸性或侵蚀性关节炎（包括可减轻的畸形，除外无血管性坏死）计 1 分；骨质疏松伴有骨折或脊椎压缩（除外无血管性坏死）计 1 分；无血管性坏死计 1 分，若不止 1 个部位计 2 分；骨髓炎计 1 分；肌腱断裂计 1 分。

皮肤：最大积分 3 分。慢性瘢痕性秃发计 1 分；除外头皮和肉质部位的广泛的黏膜瘢痕形成计 1 分；皮肤溃疡（除外栓塞引起）持续 6 个月计 1 分。

性腺早衰：1 分。

糖尿病：1 分。

恶性肿瘤：最大积分 2 分。1 处计 1 分，大于 1 处计 2 分。

30　系统性红斑狼疮影响最严重的部位有哪些

　　系统性红斑狼疮影响最严重的部位是脑。狼疮脑病主要表现为头痛、脑缺血、癫痫及脑梗死等，系统性红斑狼疮患者在免疫反应过程中形成抗原抗体免疫复合物，该物质会导致血管发生炎症反应，并累及脑血管，从而引发血管闭塞，使脑组织发生局部缺血或坏死。患者越年轻，出现精神症状的时间越早，其器官受损的范围越广，预后就越差。

31　系统性红斑狼疮为什么易侵犯肾脏

　　循环系统中抗体与抗原结合形成的免疫复合物，沉积于肾小球，从而损害肾脏；抗双链 DNA 抗体直接与沉积于肾脏的抗原相结合，从而损害肾脏；循环系统中自身抗体在肾小球内与抗原结合形成原位免疫复合物，激活补体，引起炎症细胞浸润、凝血因子活化及炎症介质释放，从而损害肾脏。

32　狼疮肾炎有哪几种类型

　　狼疮肾炎分为6种类型：Ⅰ型为系膜轻微病变性狼疮肾炎、Ⅱ型为系膜增生性狼疮肾炎、Ⅲ型为局灶增生性狼疮肾炎、Ⅳ型为弥漫增生性狼疮肾炎、Ⅴ型为膜性狼疮肾炎、Ⅵ型为硬化性狼疮肾炎。

33 狼疮肾炎穿刺活检有什么样的形态

系膜轻微病变性狼疮肾炎：在光学显微镜下无异常，在免疫荧光及电镜下可以看到系膜区有轻微免疫复合物沉积。

系膜增生性狼疮肾炎：在光学显微镜下可见肾小球系膜细胞增生、系膜基质增多；在免疫荧光下可见免疫复合物沉积局限于系膜区。1个系膜区内系膜细胞 ≥ 4 个。

局灶增生性狼疮肾炎：内皮细胞增生，在免疫荧光下可见免疫复合物沉积于内皮下，有局灶节段性或全球性病变，少于50% 的肾小球受累。

弥漫增生性狼疮肾炎：内皮细胞增生，在免疫荧光下免疫复合物沉积于内皮下，有弥漫节段性或全球性病变，超过50% 肾小球受累。

膜性狼疮肾炎：全球性或节段性基底膜增厚、上皮下免疫复合物沉积。

硬化性狼疮肾炎：90% 以上的肾小球硬化，无活动性病变。

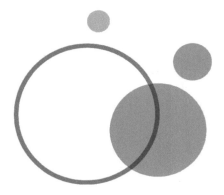

第三章　系统性红斑狼疮的诊断与检查

01　系统性红斑狼疮的最新诊断标准是什么

系统性红斑狼疮最新诊断标准是来自欧洲抗风湿病联盟 /美国风湿病学会发布的2019年系统性红斑狼疮最新分类标准。

首先要达到的条件：抗核抗体滴度 ≥ 1∶80（HEp-2 细胞方法）。如果不符合，不考虑为系统性红斑狼疮。如果符合，进一步参照系统性红斑狼疮分类标准及分值表（表 3-1）。

如果表中至少满足一项条目，同时积分 ≥ 10 分，可诊断为系统性红斑狼疮。

表3-1　系统性红斑狼疮分类标准及分值表

领域	条目	分值
全身状态	体温≥38.3 ℃	2分
血液学	白细胞减少症	3分
	血小板减少	4分
	溶血性贫血	4分
神经精神症状	谵妄	2分
	精神错乱	3分
	癫痫	5分

续表

领域	条目	分值
皮肤黏膜病变	非瘢痕性秃发	2分
	口腔溃疡	2分
	亚急性皮肤狼疮或盘状狼疮	4分
	急性皮肤狼疮	6分
浆膜炎	胸膜或心包积液	5分
	急性心包炎	6分
肌肉骨骼症状	关节受累，2个以上关节肿胀、压痛或伴有＞30 min晨僵	6分
肾脏	尿蛋白＞0.5 g/24 h	4分
	符合2003年国际肾脏病学会/肾脏病理学会狼疮肾炎病理分型的Ⅱ型或Ⅴ型	8分
	符合2003年国际肾脏病学会/肾脏病理学会狼疮肾炎病理分型的Ⅲ型或Ⅳ型	10分
免疫学改变	抗心磷脂抗体阳性	2分
	低C3或C4	3分
	低C3和C4	4分
	抗双链DNA抗体或抗Sm抗体阳性	6分

02　系统性红斑狼疮的既往诊断标准有哪些

系统性红斑狼疮既往诊断标准包括以下几种：

（1）1982年美国风湿病学会系统性红斑狼疮分类标准。

第①到⑪条中有4项或4项以上可诊断系统性红斑狼疮，但应排除感染性疾病、肿瘤及其他风湿性疾病。

①颊部红斑：固定的红斑扁平或高起，在两颊突出部位红斑，常不累及鼻唇沟附近皮肤。②盘状红斑：高起于皮肤的片状红斑，上附有角质鳞屑和毛囊栓，陈旧病变可以发生皮肤萎缩性瘢痕。③光过敏：对日光有明显反应，可引起皮疹。④口腔溃疡：口腔和鼻咽部无痛性溃疡。⑤关节炎：非侵蚀性关节炎，累及2个或2个以上的外周关节，伴关节压痛、肿胀和积液。⑥浆膜炎：胸膜炎，胸痛、胸膜摩擦音或胸膜渗液；心包炎，心包摩擦音或心包积液；⑦肾脏的病变：尿蛋白 $\geqslant 0.5$ g/24 h 或 +++；管型，可为红细胞管型、颗粒管型、混合管型。⑧神经病变：抽搐，除外药物或已知的代谢紊乱；精神症状，除外药物或已知的代谢紊乱。⑨血液系统病变：溶血性贫血伴网织红细胞增多；白细胞计数减少（$< 4 \times 10^9$/L）；淋巴细胞减少（$< 1.5 \times 10^9$/L）；血小板减少（$< 100 \times 10^9$/L）。⑩免疫学异常：狼疮细胞阳性或抗双链 DNA 抗体阳性或抗 Sm 抗体阳性或梅毒血清学试验假阳性。⑪荧光抗核抗体阳性。

（2）1997年美国风湿病学会系统性红斑狼疮分类标准。

去除1982年美国风湿病学会系统性红斑狼疮分类标准第⑩项中的"狼疮细胞阳性"，并用抗心磷脂抗体（IgG 型或

IgM 型）阳性或狼疮抗凝物阳性替代梅毒血清学试验假阳性。

（3）2009 年美国风湿病学会系统性红斑狼疮分类标准。

临床标准：①急性或亚急性皮肤狼疮表现。②慢性皮肤型狼疮。③口腔或鼻咽部溃疡。④脱发，非瘢痕性。⑤炎性滑膜炎，2个或2个以上的关节肿胀或伴晨僵的关节压痛。⑥浆膜炎：胸膜炎和心包炎。⑦肾脏病变：尿蛋白 > 0.5 g/24 h，或有红细胞管型。⑧神经病变：癫痫发作或精神病，多发性单神经炎，脊髓炎，外周或脑神经病变，脑炎。⑨溶血性贫血。⑩白细胞减少症（至少 1 次细胞计数 < 4.0×10^9/L）或淋巴细胞减少（至少 1 次细胞计数 < 1.0×10^9/L）。⑪血小板减少（至少 1 次细胞计数 < 100×10^9/L）。

免疫学标准：①抗核抗体滴度高于参考标准。②抗双链 DNA 抗体滴度高于参考标准（酶联免疫吸附试验需有 2 次高于参考标准）。③抗 Sm 抗体阳性。④抗磷脂抗体：狼疮抗凝物阳性或梅毒血清学试验假阳性或抗心磷脂抗体高于正常 2 倍或抗 β2GP1 抗体中滴度以上升高。⑤补体减低：C3 或 C4 或 CH50。⑥无溶血性贫血但抗人球蛋白试验（Coombs 试验）阳性。

确诊条件：①肾脏病变证实为狼疮肾炎并伴抗核抗体或抗双链 DNA 抗体阳性。②以上临床标准及免疫标准中有 4 条以上符合（至少包含 1 项临床标准和 1 项免疫标准）。

03　系统性红斑狼疮怎样进行早期诊断

一旦发现抗核抗体强阳性，即使不能诊断，也应该定期去医院复查。

早期系统性红斑狼疮可能会出现的症状：①不明原因的反复发热，服退烧药没有作用；②反复多个关节疼痛和炎症，但没有出现畸形；③一直出现胸膜炎、心包炎；④用了抗生素和治疗结核的药物，还是没有治好的肺炎；⑤排除了其他病引起的皮疹、雷诺现象；⑥肾脏病或持续不明原因的蛋白尿；⑦血小板减少引起的紫癜或溶血性贫血；⑧不明原因的肝炎；⑨反复自然流产或深静脉血栓形成或脑卒中发作等。

04　哪些因素可能导致系统性红斑狼疮误诊

系统性红斑狼疮症状有很多，累及多系统多器官，并且早期表现不是很明显，起病隐匿。比如有的人鼻翼两边出现鲜红的片状斑，日晒后明显，随后可能缓解，还有脱发、长时间治不好的顽固性口腔溃疡、关节疼痛、月经不调、贫血、咳嗽，所以有人去看皮肤科，有人去看口腔科，还有人去看呼吸内科，甚至一些患者因为不了解相关的知识，发现以后没有及时到医院看病，结果错过了最佳治疗时间。

未进行特异性实验室检查。因系统性红斑狼疮临床表现不典型且隐匿，部分患者可无任何不适主诉，诊断需依赖医生丰富的临床经验及特异性实验室检查。作为风湿免疫专科医生，对自身抗体及免疫学指标检测的临床意义较为熟悉，但非风湿免疫专科医生对该病的认识仅停留在理论上，缺乏系统的认识，往往极易忽视特异性实验室检查而耽误病情诊断及治疗。

问诊及体格检查不仔细。系统性红斑狼疮的发病有一定的家族倾向性，因此询问家族史就非常必要。尤其是患者在就诊时，医生没有详细问诊及体格检查会导致系统性红斑狼疮的误诊。

其他因素包括诊断思维方法有误；过分依赖或迷信医技检查结果；医院缺乏特异性检查设备；药物作用的影响及并发症掩盖了原发病。

05 如何区分系统性红斑狼疮患者发热是感冒引起的还是疾病复发引起的

系统性红斑狼疮患者在出现发热时不要服用任何药物应在吃激素之前测量一下体温。然后吃和前一天的激素量（不可以加减量），吃激素 2 h 后，如果体温明显降下来了，就是疾病复发引起的发热。如果体温下降不明显，并且伴有一定程度的咳嗽、流涕、鼻塞、打喷嚏，就是感冒引起的发热。大部分感冒是病毒感染引起的，单纯加激素是不管用的，必须加抗病毒的药物才能起作用。患者疾病复发引起的发热，一般情况下能在 4.5 h 内会降到正常体温，而感冒引起的发热不会在短时间内降到正常体温。

系统性红斑狼疮的患者长期使用激素，导致机体抵抗力下降，很容易发生感染，导致发热，需配合相应的、针对性的抗生素或抗真菌药物治疗。

06　系统性红斑狼疮易与哪些疾病混淆

（1）感染。

约80%的系统性红斑狼疮患者发病时有发热症状，很多人还是高热，抗生素治疗没有效果，易与感染混淆，查自身抗体可以区别。

（2）溶血性贫血。

约2%的系统性红斑狼疮患者发病时出现贫血，不伴或很少伴有系统性红斑狼疮其他症状，易与溶血性贫血混淆，查自身抗体可以区别。

（3）免疫性血小板减少性紫癜。

约3%的系统性红斑狼疮患者以血小板减少性紫癜起病，表现为皮肤和黏膜的出血，常常有牙龈和鼻出血，严重的还会出现脑出血，不伴或很少伴有系统性红斑狼疮的其他症状，易与免疫性血小板减少性紫癜混淆，可通过骨穿刺、抗核抗体检测及其他免疫学指标帮助诊断。

（4）霍奇金病、淋巴结结核。

约5%的系统性红斑狼疮患者以淋巴结肿大起病，常伴有发热，易与霍奇金病、淋巴结结核混淆，应该进一步抽血查自身抗体等帮助诊断。

（5）原发性肾病综合征。

肾病综合征的典型症状是"三高一低"，即大量尿蛋白，高度水肿、高脂血症、低蛋白血症。其分为原发性与继发性两大类，原发性肾病综合征病因、病机尚未阐明，继发性肾病综合征指继发于已有明确病因的肾小球疾病（如狼疮肾炎），而狼疮肾炎最常见的临床症状即为肾病综合征。除此之外，约9%的系统性红斑狼疮患者以慢性肾炎或肾病综合征起病，有时在起病1～2年后才出现系统性红斑狼疮的其他症状。所以原发性肾病综合征与系统性红斑狼疮尤其是狼疮肾炎之间极易混淆，应做免疫学检查及肾穿刺帮助诊断。

（6）类风湿关节炎。

类风湿因子阳性的系统性红斑狼疮患者经常被误诊为类风湿关节炎，部分系统性红斑狼疮患者会首先出现关节疼痛，然后出现系统性红斑狼疮其他症状，需要患者自己注意观察身体出现的其他症状。

（7）荨麻疹。

一些系统性红斑狼疮患者可能先出现反反复复的荨麻疹，然后再慢慢出现系统性红斑狼疮的其他症状，容易被误诊为慢性荨麻疹，但查自身抗体可以区别。

07 系统性红斑狼疮与类风湿关节炎如何鉴别

（1）关节病变。

系统性红斑狼疮关节病变是非侵蚀性的，疼痛时间短，可以自行消失，隔几周或几个月后复发；其他症状如蝶形红斑、脱发、皮疹、蛋白尿等表现明显。最重要的一点区别是类风湿关节炎的病理是关节滑膜炎，而在此基础上患者可发生骨质的侵蚀性变化。

（2）肾脏病变。

类风湿关节炎和系统性红斑狼疮患者都会出现肾脏损害的情况，但是类风湿关节炎患者肾脏损害程度较轻，系统性红斑狼疮患者肾脏损害程度重，并且系统性红斑狼疮患者有蛋白尿。

（3）实验室检查。

系统性红斑狼疮除了类风湿因子会呈阳性，抗核抗体、抗双链 DNA 抗体、抗 Sm 抗体也会呈阳性。类风湿关节炎患者的白细胞多半是正常的或者有增多的情况，而系统性红斑狼疮患者白细胞会出现减少的情况。

08 系统性红斑狼疮与干燥综合征如何鉴别

（1）发病年龄。

系统性红斑狼疮好发于 20 ~ 40 岁人群；干燥综合征好发于 40 ~ 50 岁人群。

（2）诱因。

系统性红斑狼疮诱因不明，可能与遗传、感染、药物刺激有关；干燥综合征的诱因主要有病毒感染、免疫系统紊乱、家族遗传等。

（3）症状。

系统性红斑狼疮的症状主要有皮疹、疲倦、厌食、体重下降、关节疼痛、肌肉无力、胸闷、气促、心悸、上腹部胀痛、肝脏肿大、食欲减退、全身水肿等；干燥综合征的症状主要有口干、舌痛、舌面干裂、乏力、低热，以及眼睛干涩、有异物感、少泪等。

（4）诊断方法。

系统性红斑狼疮诊断复杂，需要经过多项检查才能最终确定，如血常规检查、尿常规检查、肝功能检查、超声检查、头部磁共振成像（MRI）检查等；干燥综合征的诊断方法主要有免疫球蛋白检查、超声检查、计算机断层扫描术（CT）检查等。

（5）治疗方案。

系统性红斑狼疮治疗方法多，常用的有免疫抑制剂治疗、免疫球蛋白治疗、生物制剂治疗等；干燥综合征的治疗方法主要有糖皮质激素治疗、免疫球蛋白治疗、中药调理治疗等。

（6）并发症。

系统性红斑狼疮易引起多种并发症，如胸腔积液、心包积液、心肌炎、关节炎、骨质疏松、肾炎、肾功能衰竭、狼疮脑病、贫血、心肌梗死等；干燥综合征的并发症主要有肾小球肾炎、肺动脉高压、肾小管酸中毒、自身免疫性肝炎等。

09 为什么说系统性红斑狼疮与干燥综合征是"姐妹病"

我们经常把干燥综合征和系统性红斑狼疮称为"姐妹病"。两者在症状上有相似之处，比如都有皮疹、口腔溃疡、关节疼痛等；两者都是自身免疫病，在自身免疫反应中会出现交叉，部分患系统性红斑狼疮的青少年，起初表现为症状较轻的干燥综合征症状，几年后进一步检查才发现抗核抗体、抗双链DNA抗体、抗Sm抗体呈阳性；也有患者本来患有系统性红斑狼疮，几年后出现继发性干燥综合征。不过，两者也有不一样的地方，系统性红斑狼疮更多见于育龄期女性，而干燥综合征更多见于绝经后女性；系统性红斑狼疮的病情更重，死亡率更高，干燥综合征的整体病情相对较轻。

10 系统性红斑狼疮与抗磷脂抗体综合征如何鉴别

抗磷脂抗体综合征是一种自身免疫病，与系统性红斑狼疮关系密切，许多临床症状与系统性红斑狼疮相似。抗磷脂抗体综合征是指由体内多种抗磷脂抗体引起的一组临床综合症，其主要表现为血栓形成、习惯性流产、血小板减少，伴抗磷脂抗体或狼疮抗凝物持续高效价阳性。大约有 20% 的系统性红斑狼疮患者会并发抗磷脂抗体综合征。具体鉴别方法可以通过筛查抗核抗体来区别。

11 系统性红斑狼疮与硬皮病的区别

（1）发病原因。

硬皮病在临床上很常见，多与先天遗传、自身免疫变态反应有关，而系统性红斑狼疮主要与遗传、环境、内分泌异常、免疫异常有关。

（2）临床症状。

硬皮病的典型症状就是雷诺现象，主要表现为受凉后手足发冷、指（趾）端颜色苍白及皮肤变硬、增厚等，部分严重的患者可能还会出现食欲减退、关节疼痛、肌肉萎缩、消化不良、反酸、便秘、腹泻以及呼吸困难、气短、干咳等。系统性红斑狼疮主要表现为发热、皮疹、淋巴结肿大、头痛、胸闷、出血、心肌损害及全身水肿等。

（3）治疗方法。

硬皮病的治疗包括药物治疗、手术治疗、自体造血干细胞移植治疗及间充质干细胞治疗等，而系统性红斑狼疮的治疗以非甾体抗炎药、糖皮质激素及免疫抑制剂等为主。

12 系统性红斑狼疮可能与哪些病重叠，有什么症状

（1）系统性红斑狼疮与硬皮病重叠。

初为典型系统性红斑狼疮症状，随后出现皮肤硬化、吞咽困难及肺纤维化等表现。面部红斑发生率较低，雷诺现象发生率高，抗双链 DNA 抗体效价较低，狼疮细胞阳性率低，抗核抗体呈高效价、高阳性率。

（2）系统性红斑狼疮与多发性肌炎重叠。

除有系统性红斑狼疮症状外，还有近端肌无力、肌痛及压痛、萎缩及皮下硬结。血清抗核抗体阳性率高，狼疮细胞检出率低，低补体血症，高丙种球蛋白血症，血清心肌酶（如肌酸激酶、乳酸脱氢酶）及醛缩酶等增高，24 h 尿肌酸排出量增加。

（3）系统性红斑狼疮与类风湿关节炎重叠。

除有系统性红斑狼疮症状外，还有关节炎、关节畸形等表现。血清类风湿因子及类风湿关节炎特异性抗体（抗环瓜氨酸肽抗体、抗角蛋白抗体、抗核周因子抗体等）可呈阳性。

（4）系统性红斑狼疮与结节性多动脉炎重叠。

系统性红斑狼疮与结节性多动脉炎重叠时，除有系统性红斑狼疮症状外，还有沿血管分布之皮下结节及腹痛，其肾损害较单一系统性红斑狼疮时更重，肺部及中枢神经系统受累多见，嗜酸性细胞计数增高，丙种球蛋白高，但狼疮细胞阳性率低。

13 系统性红斑狼疮患者抽血化验前一天需做哪些准备

（1）体检前 10 h 左右不要吃东西。

在做血常规检查的时候必须要空腹，空腹是指体检前 8 ~ 14 h 不吃任何东西，一般指前一天晚上 10 点后不进食和喝水，但如果第二天早晨需要吃药，可以少喝一点水吃药。

（2）不能吃高蛋白及高脂肪食物。

若是化验肝功能及肾功能，在抽血前 3 d 不能吃高蛋白及高脂肪的食物，做肝功能检查前 24 h 不能喝酒。

（3）不能化浓妆，避开月经期。

体检前不能化浓妆，会影响医生对皮肤的诊断；也不能戴隐形眼镜，不利于做眼科检查。女性要避开月经期做检查，月经期容易出现大便隐血、血尿呈现假阳性。

14 自身抗体阴性能否排除系统性红斑狼疮

根据相关资料显示，临床上大约有 5% 的系统性红斑狼疮患者自身抗体检查阴性。系统性红斑狼疮出现自身抗体阴性的原因：①身体里面本来就没有抗核抗体；②未知抗原系统参与；③可能进行了激素类药物和免疫抑制剂治疗；④尿里面查出来有大量蛋白质，身体里面蛋白质丢失太多，而抗体大多数也是蛋白质构成的；⑤自身的免疫系统不够敏感；⑥抗体与抗原形成免疫复合物沉积在局部组织。出现阴性结果时要密切关注，如果有任何不适症状，要及时去医院。

15 抗核抗体、抗双链 DNA 抗体、抗 Sm 抗体对诊治系统性红斑狼疮有何意义

（1）抗核抗体：约 95% 的系统性红斑狼疮患者抗核抗体是阳性的，但不是抗核抗体阳性就一定是系统性红斑狼疮，且抗体数值的高低和系统性红斑狼疮发病多数是没有关系的。

（2）抗双链 DNA 抗体：约 70% 的系统性红斑狼疮患者抗双链 DNA 抗体呈阳性，其是诊断系统性红斑狼疮的标记抗体之一，如果出现抗双链 DNA 抗体阳性，大概率是系统性红斑狼疮，且疾病正处于活动期。

（3）抗 Sm 抗体：20% ~ 30% 的系统性红斑狼疮患者抗 Sm 抗体呈阳性，抗 Sm 抗体对系统性红斑狼疮诊断具有高度特异性，有助于早期和不典型系统性红斑狼疮患者的诊断及回顾性诊断，所以当出现抗 Sm 抗体阳性时，很大概率是系统性红斑狼疮。

16 C3、C4 对系统性红斑狼疮的诊断有何意义

系统性红斑狼疮发病过程中，抗原和抗体结合可以产生大量的免疫复合物沉积在组织与器官，而补体介导的经典和旁路激活途径可以清除免疫复合物，但在清除的过程中，C3、C4被大量消耗，故 C3、C4 降低是系统性红斑狼疮疾病活动的指标之一。C3、C4 降低，说明病情没有被完全控制，这种情况下需要积极治疗。系统性红斑狼疮治疗主要靠糖皮质激素和免疫抑制剂。如果单纯补体轻度下降，其他都正常，说明病情较轻。

17 免疫球蛋白对系统性红斑狼疮的诊断有何意义

免疫球蛋白是由浆细胞合成和分泌的，是检查人体免疫功能的一项重要指标。系统性红斑狼疮患者体内免疫功能紊乱，活化的 B 细胞会引起自身免疫反应，产生大量的抗体，主要包括 IgA、IgG、IgM、IgE 及其免疫复合物。免疫球蛋白是反映系统性红斑狼疮控制情况的重要指标，有助于判断是否为系统性红斑狼疮活动期和评估系统性红斑狼疮病情的严重程度。

18 抗心磷脂抗体对系统性红斑狼疮的诊断有何意义

抗心磷脂抗体是一种抗磷脂抗体，在系统性红斑狼疮患者中检出率较高。抗心磷脂抗体与某些临床事件有关，如脑栓塞、心肌梗死、自发性流产、血小板减少、神经系统损害、溶血性贫血、血管栓塞等。当患者检出抗心磷脂抗体阳性时需要考虑是否患有免疫性疾病，如系统性红斑狼疮、抗心磷脂综合征、类风湿关节炎等，需要进一步做相关检查确诊，千万不要盲目判断，耽误了疾病的正确治疗。

19 抗组蛋白抗体对系统性红斑狼疮的诊断有何意义

抗组蛋白抗体的靶抗原是以组蛋白为基础的 DNA 相关蛋白，主要见于药物或非药物诱导的系统性红斑狼疮及类风湿关节炎患者。普鲁卡因胺、肼苯达嗪、盐酸安他唑啉、D 青霉胺、异烟肼、奎尼丁、丙硫氧嘧啶、氯丙嗪、醋丁酰心安和甲基多巴等药物诱导的系统性红斑狼疮中抗组蛋白抗体的阳性检出率 >95%。抗组蛋白抗体可以作为诊断系统性红斑狼疮的特异性抗体，但灵敏度不高，其效价与病情活动度多不相关。

20　抗核糖体P蛋白抗体对系统性红斑狼疮的诊断有何意义

抗核糖体P蛋白抗体是系统性红斑狼疮的高度特异性血清学标志抗体。近几年研究发现，抗核糖体P蛋白抗体不仅和系统性红斑狼疮的神经精神损害有很大的关系，也和系统性红斑狼疮患者肝损害、肾炎、皮肤损害、光过敏有关。

21　狼疮带试验有什么意义

狼疮带试验是一种检查系统性红斑狼疮患者皮肤的方法。它能应用直接免疫荧光法检测皮肤表皮与真皮交界处有无免疫球蛋白或补体沉积带。它对疑似系统性红斑狼疮而未能确诊的病例有重要的辅助意义。

22　系统性红斑狼疮患者为什么要做尿常规检查和泌尿系彩超

系统性红斑狼疮最易累及的器官是肾脏，而尿常规检查和泌尿系统彩色多普勒超声检查（简称"彩超"）都可以评估肾脏损害的程度。人体肾脏可以吸收蛋白质，正常尿液中只含很少的小分子蛋白质，普通尿常规检查是测不出来的，若尿常规检查测出蛋白质，即为蛋白尿。蛋白尿是狼疮肾炎的常见表现。

根据肾脏损害的程度不同，尿中蛋白质的量可以表现为少量至大量，指标中"＋"越多表示蛋白质越多，肾脏损害越严重。

23 系统性红斑狼疮为什么要进行抗球蛋白试验

系统性红斑狼疮常常会影响血液系统，出现血液系统疾病，甚至发病时有明显的血液系统疾病症状，比如皮肤苍白、头晕、耳鸣、乏力、嗜睡等。抗球蛋白试验阳性常常提示存在自身免疫性溶血性贫血。

24 肌酐、红细胞沉降率等指标对系统性红斑狼疮有什么意义

肌酐是肌肉在人体内代谢的产物，主要经过肾脏过滤后排出。每日体内产生的肌酐几乎全部随尿排出，一般是恒定的，不受尿量影响。肾脏的过滤能力决定了血肌酐水平，血肌酐水平高说明患者的肾功能出现了问题，肾脏的代谢能力下降，体内的一些有害物质就不能正常排出。系统性红斑狼疮常会影响肾脏，当肾脏损伤后，就会出现血肌酐水平升高。

红细胞沉降率是指红细胞在一定条件下沉降的速度，常以红细胞在第一小时下沉的距离表示。红细胞沉降率可以帮助观察病情。疾病活动时红细胞沉降率增加，病情好转时红细胞沉降率下降。系统性红斑狼疮患者的红细胞沉降率从低到高变化说明病情进入活动期，红细胞沉降率长期稳定在正常范围内就

说明系统性红斑狼疮病情得到了控制。

25 系统性红斑狼疮患者什么情况下需要做肾穿刺活检

系统性红斑狼疮最常影响的器官就是肾脏，肾脏受损的常见表现就是尿中检查出蛋白质。伴有狼疮肾炎的患者经过系统的治疗后，尿中蛋白质含量一直没有减少，这种情况需要做肾穿刺活检，主要是为了明确狼疮肾炎的病理类型，以指导下一步治疗。

26 做肾穿刺活检的前一天该做哪些准备

做肾穿刺活检之前，医生会完善临床相关的检查。患者术前应详细告知医生既往病史和用药情况，术前 2 ~ 3 d 肌内注射维生素 K 和葡萄糖酸钙预防大出血；术前 1 d，停用阿司匹林和肝素等药物。

患者在做肾穿刺活检前应保持良好心态，避免因紧张引起的血压升高；应卧床休息，提前练习卧床排尿；应趴在床上练习正解的呼吸方式，这可有效避免肾穿刺时划伤肾脏；应穿着柔软易脱的棉质衣服。

27 肾穿刺活检结束后患者和家属该注意什么

肾穿刺活检结束后 6 h 内患者尽量不要活动，小便、大便可以用尿壶或便盆在床上进行。6 h 后患者如果没有什么不舒服，可以在病床上轻微翻身、活动手脚，但是仍然需要在医护人员或家属的协助下翻身，不要自己翻身，翻身时向穿刺那一边翻转（穿刺侧在下），不允许坐立或下床。患者不能提前翻身、下床，以免增加出血概率。

肾穿刺活检后患者可以在家属帮助下正常吃饭、服药，适当多饮水，保持排尿通畅。

肾穿刺活检后前 3 次小便请家属注意尿的颜色，观察有没有血色，留取标本送检，以了解术后是不是有出血。如果尿里有血，需要告诉医生。

28 为什么系统性红斑狼疮患者要做骨密度检测

系统性红斑狼疮患者对光过敏，晒太阳时间不够，会导致维生素 D 的合成减少，容易发生骨质疏松。另外，系统性红斑狼疮患者长期使用激素，也容易导致骨质疏松。因此，系统性红斑狼疮患者要做骨密度检测，监测是否发生骨质疏松，以便及时发现，及时治疗。

29 为什么系统性红斑狼疮患者要行胸部 CT 检查

系统性红斑狼疮患者行胸部 CT 检查可以明确胸部病变情况，为进一步治疗提供依据。胸部常见病变：①间质性改变最常见，早期改变为磨玻璃影（多为均匀分布），且会出现在病程的任何阶段，晚期主要为蜂窝状纤维化改变（多在下肺野、外肺带）；②胸膜炎或胸腔积液，胸膜炎为胸膜增厚，胸腔积液多为双侧少量或中等量积液；③气道改变，多表现为支气管扩张。

30 为什么系统性红斑狼疮患者要行心脏彩超

系统性红斑狼疮是以多脏器损害为特点的自身免疫病，约30% 的患者有心血管疾病的表现，其中以心包炎最常见，表现为心前区疼痛。约 10% 的患者还可能出现心肌炎，表现为气促、心律失常，还有很多患者早期心脏损害较轻而无明显症状。行心脏彩超可明确心脏损害的程度，为进一步治疗提供重要的诊断依据。

31 为什么系统性红斑狼疮患者要行 24 h 尿蛋白定量检验

系统性红斑狼疮是一种累及多器官的慢性自身免疫病，而肾脏是它侵犯的主要靶器官。24 h 尿蛋白定量检验对狼疮肾炎的监测具有十分重要的意义。尿常规检查虽然简单方便，但只能表示尿中蛋白质水平的大致区间，并不能精确反应尿中蛋白质的实际水平。如果要准确知道自己的尿里到底有多少蛋白质，还是需要行 24 h 尿蛋白定量检验。24 h 尿蛋白定量检验可以更精确地反映肾脏受损情况，从而提高系统性红斑狼疮患者早期肾损伤临床诊断的准确率。

32 为什么系统性红斑狼疮患者要行头颅 CT 或 MRI

系统性红斑狼疮会并发脑损害。可能早期系统性红斑狼疮患者还感觉不到这一变化，但若病情加重就会出现脑损害的症状。比如轻度记忆障碍、注意力不集中、理解和判断能力受损、视力障碍、眩晕，以及面部、前臂、小腿肌力减弱；严重的可能出现脑梗死和脑出血，且脑血管事件能够影响系统性红斑狼疮患者存活率，因此要行头颅 CT 或 MRI 进行排查。

33 为什么系统性红斑狼疮患者要行血管彩超

系统性红斑狼疮患者血清中有多种自身免疫性抗体，这些抗体与自身抗原结合形成大量免疫复合物，免疫复合物会在血管中沉积。有时自身免疫性抗体会直接侵袭血管壁，促进炎性介质的释放，引起炎症反应，发生血管炎性改变，导致血管损伤，诱发血栓形成。此外，系统性红斑狼疮患者血液中的免疫复合物可介导血小板的活化，引起血栓，因此要行血管彩超监测。

34 为什么系统性红斑狼疮患者要行甲襞微循环检测

血管异常和炎性反应是系统性红斑狼疮的两种常见病理改变。系统性红斑狼疮患者自身免疫功能紊乱导致免疫细胞活化，血管内皮细胞在炎性反应的刺激下产生内皮黏附因子，从而使血管壁通透性改变，血流循环发生变化。系统性红斑狼疮所致血管异常可以发生于患者身体内的任一血管，甲襞易于观察与测量，因此要行甲襞微循环检测。其他易于观察与测量的部位有足趾、耳郭、舌尖及乳头。

35 为什么系统性红斑狼疮患者要行眼底筛查

系统性红斑狼疮可影响眼部。患者眼部表现从相对良性的眼干燥症到潜在的致盲性视网膜血管阻塞性病变均可见到。眼部表现可能是系统性红斑狼疮的首发表现，且多与疾病活动度相关，故建议明确诊断为系统性红斑狼疮的患者常规行眼底筛查，必要时行眼底血管造影。

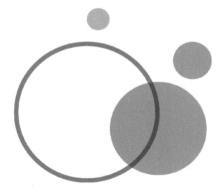

第四章　中医学对系统性红斑狼疮的认识

01 历代中医文献中对系统性红斑狼疮是如何记载及认知的

中医学中没有"系统性红斑狼疮"这个病名，但是古代医家会根据临床表现、首发症状或者突出的临床症状来命名，如将其命名为"红蝴蝶疮""蝴蝶斑""马樱丹""猫眼疮""日晒疮""温毒发斑""阴阳毒""葡萄疫""痹证"等，甚至根据系统性红斑狼疮的合并症状或其累及的脏腑将其归为"水肿""虚劳""发热"等范畴中。

（1）红蝴蝶疮、蝴蝶斑、马樱丹、猫眼疮。

系统性红斑狼疮的特征性表现为鼻梁和双颧部有呈蝴蝶状的红斑，称为蝶形红斑，常急性起病，光照可诱发或加重红斑，故国家中医药管理局发布的《中医病证诊断疗效标准》将本病定为"红蝴蝶疮"。除此之外，还有"蝴蝶斑""马樱丹""茱萸丹""鬼脸疮""流皮漏""赤丹""猫眼疮"等病名，均反映出了类似于系统性红斑狼疮的皮肤损伤现象，直观、形象地显示了系统性红斑狼疮皮肤改变的特点。

（2）日晒疮。

明代申斗垣《外科启玄》中记载："三伏炎天，勤苦之人，劳于任务，不惜身命，受酷日晒曝，先疼后破，而成疮者，非血气所生也。"其认为系统性红斑狼疮主要是由"酷日暴晒"引起的，所以将系统性红斑狼疮命名为"日晒疮"。

（3）温毒发斑。

隋代巢元方在《诸病源候论》中记载："夫人冬月触冒寒

毒者，至春始发病，病初在表，或已发汗、吐、下而表证未罢，毒瓦斯不散，故发斑疮。又冬月天时温暖，人感乖戾之气，未即发病，至春又被积寒所折，毒瓦斯不得发泄，至夏遇热，温毒始发出于肌肤，斑烂隐轸如锦文也。"其根据系统性红斑狼疮的特征性临床表现，分析出此病的发病病机：冬春季节感邪入里而不得解，等到夏季遇热而促使入里的邪气化热，最终变成温毒之气发于肌肤，表现为斑疹甚至疮毒，所以将系统性红斑狼疮命名为"温毒发斑"。

（4）阴阳毒。

《金匮要略》曰："阳毒之为病，面赤斑斑如锦文，咽喉痛，唾脓血。五日可治，七日不可治，升麻鳖甲汤主之。"阳毒与系统性红斑狼疮急性发作期的高热、蝶形红斑、光敏感及盘状红斑、口腔溃疡等有相似之处。而《金匮要略》中"阴毒之为病，面目青，身痛如被杖，咽喉痛。五日可治，七日不可治，升麻鳖甲汤去雄黄、蜀椒主之"的"面目青，身痛如被杖"的描述与深部红斑狼疮相似，其伴有表面皮肤损害的硬结样病变。《金匮要略》根据系统性红斑狼疮的临床表现将其命名为"阴阳毒"，并给出了具体治疗方案。

（5）葡萄疫。

明代陈实功《外科正宗》中有"葡萄疫，其患多生小儿，感受四时不正之气，郁于皮肤不散，结成大小青紫斑点，色若葡萄，发在遍体头面"的描述，这种描述类似于西医学中的紫癜症状，有部分系统性红斑狼疮患者会以紫癜为临床突出表现。

（6）痹证。

多关节炎伴疼痛、肿胀是系统性红斑狼疮又一大主要症状，中医将其归入"痹病""痹证""周痹"和"风湿"的范畴。

有关描述在中医重要著作如《黄帝内经》《金匮要略》《诸病源候论》《景岳全书》等中有众多记载。系统性红斑狼疮的关节、肌肉疼痛症状可出现在疾病的全过程，并且以急性期最为显著。系统性红斑狼疮患者的全身大小关节、四肢和腰背肌肉均可被累及，出现疼痛、肿胀的现象，这就相似于中医的"周痹"，即周身气血阻滞的痹证。"周痹"一词最早见于《灵枢·周痹》，谓"周痹者，在于血脉之中，随脉以上，随脉以下，不能左右，各当其所""风寒湿气，客于外分肉之间，迫切而为沫，沫得寒则聚，聚则排分肉而分裂也，分裂则痛""此内不在脏，而外未发于皮，独居分肉之间，真气不能周，故名曰周痹"；而《临证指南医案》则描述"周痹"谓"风湿相搏，一身尽痛，加以堕水，外寒里热，痛极发厥，此属周痹""风湿化热，蒸于经络，周身痹痛，舌干咽燥，津液不得升降，营卫不肯宣通"。从这些记载中可以看出古代医家描述的"周痹"有系统性红斑狼疮的显著临床特征。

02 系统性红斑狼疮的中医病因、病机是什么

中医认为，系统性红斑狼疮的病因分为内因和外因，内因包括先天禀赋不足、劳累过度、肾精亏损，外因包括情志失调、饮食劳倦、外感火热毒邪等。

系统性红斑狼疮的病机为邪实正虚，但是各医家对系统性红斑狼疮的具体病机理解略有不同，如有的医家认为本病的正虚为先天不足、脾肾亏虚，邪实为邪毒蕴结；有的医家认为本病的正虚为肾阴亏虚，邪实为热毒炽盛、瘀阻脉络。

03 系统性红斑狼疮的中医治法及中医证型有哪些

（1）热毒炽盛型（急性发作期）。

症状：骤然高热持续不退，面部斑色红赤，关节肌肉酸痛，烦热不眠，甚则神昏谵语，抽搐，并可出现各种出血征象，舌红绛，苔黄腻或黄燥，脉洪数或弦数。

治法：清热解毒，凉血。

方药：犀角地黄汤加减。

处方：犀角（水牛角代）30 g、生地黄15 g、玄参15 g、牡丹皮10 g、赤芍15 g、白茅根30 g、黄芩10 g、黄连6 g、黄柏10 g、丹参15 g。

（2）肝肾阴虚型（缓解期）。

症状：低热，五心烦热，头晕耳鸣，脱发，腰膝酸软，足跟疼痛，盗汗，月经不调，舌红，少苔，甚则光剥舌无苔，脉细数。

治法：养阴清热。

方药：知柏地黄汤加减。

处方：知母10 g、黄柏10 g、生地黄15 g、秦艽10 g、玉竹15 g、玄参15 g、石斛15 g、地骨皮15 g、女贞子15 g、山萸肉10 g、枸杞10 g。

（3）脾肾阳虚型（缓解期）。

症状：面色少华，面目、四肢浮肿，胸腹胀满，小便不利、少，大便溏薄，舌淡胖而嫩胖，苔白而润，脉沉细。

治法：温补脾肾。

方药：二仙汤合右归丸加减。

处方：淫羊藿 15 g、仙茅 15 g、巴戟天 10 g、葫芦巴 15 g、熟地黄 15 g、白术 15 g、党参 15 g、茯苓 15 g。

（4）邪阻肢节型（缓解期）。

症状：关节肿痛、屈伸转侧不利，肌肉疼痛甚则下肢瘫痪或偏瘫，舌暗，苔薄白，脉细涩。

治法：祛邪通络。

方药：三藤汤加减。

处方：银花藤 30 g、海风藤 30 g、雷公藤 10 g、鸡血藤 30 g、川牛膝 15 g、羌活 10 g、独活 10 g、秦艽 10 g、丹参 15 g、玄胡 15 g、赤芍 15 g、白芍 15 g。

（5）气滞血瘀型（缓解期）。

症状：面部红斑，皮肤瘀斑，皮下有结节，胸胁刺痛且痛处固定，腹满痞块，甲床暗黑，月经不调，舌暗紫、有瘀斑，舌下有青筋，脉涩。

治法：活血化瘀。

方药：桃红四物汤加减。

处方：赤芍 15 g、丹参 15 g、川芎 10 g、红花 10 g、桃仁 10 g、大血藤 20 g、凌霄花 10 g、三棱 10 g、莪术 10 g、生地黄 15 g。

04 中医治疗系统性红斑狼疮的常用药物有哪些

中医治疗系统性红斑狼疮以补气健脾、活血化瘀、滋阴清热、凉血解毒为治法，常用生地黄、甘草、黄芪、牡丹皮、白术、党参等药物配伍治疗。

05 中医治疗系统性红斑狼疮的常用方剂有哪些

系统性红斑狼疮常见证型对应的方剂如下：①气营热盛证，清瘟败毒饮加减；②阴虚内热证，玉女煎合增液汤加减；③热郁积饮证，葶苈大枣泻肺汤合泻白散加减；④瘀热痹阻证，犀角地黄汤加减；⑤脾肾两虚证，济生肾气丸加减；⑥气血两亏证，八珍汤加减；⑦脑虚瘀热证，清宫汤送服或鼻饲安宫牛黄丸或至宝丹；⑧瘀热伤肝证，茵陈蒿汤合柴胡疏肝散加减。

06 系统性红斑狼疮患者如何正确煎煮中药

药材应先浸泡 30 ~ 60 min，加水的量一般要淹过药材，煎煮 2 次，第二次加水量为第一次的 1/3 ~ 1/2，将两次熬出来的药去掉药渣过滤干净混合后分 2 ~ 3 次服用。治疗系统性红斑狼疮的中药以滋阴清热、凉血解毒、活血化瘀、补气健脾为主，要小火慢煎，煮沸后再续煎 30 ~ 60 min。

07 系统性红斑狼疮辅以中医治疗有哪些优势

（1）减少系统性红斑狼疮并发症的发生。

系统性红斑狼需要长期应用激素类药物及免疫抑制剂治疗，不可避免地会发生如感染、股骨头坏死等严重并发症，而清热解毒类中药具有良好的抗病毒及抗真菌作用；益气健脾补肾类中药可提高人体的抗病能力，从而预防感染。

（2）改善症状，提高患者生活质量。

西医治疗的不良反应如库欣综合征、脱发、月经不调等让患者有所顾忌，而辅以中药治疗可使疗效增加，且能减少激素类药物的用量，提高患者生活质量。

（3）巩固疗效，减少病情复发。

在病情稳定期辅以中医治疗可以顺利撤减激素类药物，防止反跳现象；同时长期服用中药可以减少病情复发，继续巩固疗效。

（4）中西药的协同作用。

对系统性红斑狼疮难治性病例，中西药物联合治疗可以迅速控制病情，减轻脏器损害。

08 系统性红斑狼疮的中医疗法有哪些

常见的中医疗法有中药外敷、中药泡浴、穴位按摩、拔罐、针灸、刮痧、电针、推拿等。其中，中药外敷、中药泡浴皮肤病变处及疼痛的关节可以直达病所；针灸、拔罐、穴位按摩有疏通筋络、活血祛瘀、调整机体脏腑功能的作用；刮痧、电针、推拿可以缓解患者的临床症状，减少激素类药物的不良反应。

09 雷公藤为什么可以治疗系统性红斑狼疮

雷公藤主要有效成分是雷公藤多苷、雷公藤红素及雷公藤内酯等。其治疗系统性红斑狼疮主要有以下几个方面的作用：一是抗炎和调节机体免疫功能的作用。雷公藤可使患者机体免疫功能改善并达到平衡。二是清热凉血、活血化瘀的作用。雷公藤可改善外周（甲皱和舌尖）微循环。三是调节激素水平的作用。雷公藤可降低患者雌二醇水平，从而促进临床症状的好转。另外，雷公藤的抗炎作用与肾上腺糖皮质激素相似，常与糖皮质激素配合应用治疗系统性红斑狼疮。

10 服用雷公藤安全吗

雷公藤的毒性很大，误吃 2～3 枚雷公藤的叶子就会中毒，服雷公藤嫩芽 7 枚或根皮 30 g 以上就会引起死亡，甚至食雷公藤花蜜也可能中毒。中毒症状一般在服用 2 h 后出现，主要表现有剧烈腹痛、腹泻、呕吐、血便、胸闷气短、血压下降、心跳无力、发绀、体温下降、休克及呼吸衰竭等。

长期服用雷公藤也容易引起药物性肝炎、肾功能不全、中性粒细胞减少、血小板减少、闭经、精子数量减少、心律失常等。因此不能盲目服用，必须在医生的指导下服用，同时一定要定期检查相关指标。

11　缓解面部红斑的熏洗药物有哪些

（1）疏风解毒消斑汤，外洗。

组成：金银花、连翘、蝉蜕、防风、荆芥、苦参、马齿苋、白术、茯苓、泽泻、知母、葛根、甘草。

（2）散寒通络汤，外洗。

组成：桂枝、白芷、羌活、制附子、防风、荆芥、苍耳子、白术、茯苓、当归、川芎、香附、牛膝、桃仁、红花、蒲公英、甘草、细辛。

12　缓解系统性红斑狼疮患者口腔溃疡症状的中医治疗方法有哪些

（1）经验方。

半夏泻心汤合全蝎可以缓解系统性红斑狼疮患者出现的口腔溃疡症状。基本方：制半夏 12 g，太子参 15～30 g，苍术 6～12 g，白术 10～15 g，黄芩 6～12 g，黄连 3～10 g，干姜、生姜各 3～6 g，生地黄 15～30 g，川芎 12 g，白芍、生甘草、当归、升麻、柴胡各 10 g。用法：每日 1 剂，每剂服 2 次；待溃疡愈合后再继续服 1～3 个月，隔日服或每日服 1 剂。

（2）针灸。

针灸能够疏通全身经络，调节人体脏腑功能，对系统性红斑狼疮患者出现的无痛性口腔溃疡症状有一定的治疗作用。大致操作为通过针刺穴位（风池、百会、合谷、足三里、翳风、太溪、太冲、下关、颊车）来治疗。

（3）穴位贴敷。

《本草纲目》中提到"咽喉口舌生疮者，以茱萸末醋调贴两足心"。将吴茱萸打粉，用醋调敷于足心，能达到缓解系统性红斑狼疮患者口腔溃疡症状的目的。

（4）局部治疗。

局部治疗即直接给口腔黏膜患处上药，可用云南白药、冰硼散、五倍子粉、蜂蜜等外涂以促进溃疡创面的愈合。

13 小针刀在治疗系统性红斑狼疮中如何运用

小针刀形似针灸的针，但其尖端有一狭窄的刀刃，可发挥针刺及刀切割的双重功能。常见的作用：①"针"与"刀"合一，通过激发经气、疏通气血达到止痛作用。②直接松解病灶周围组织的粘连、挛缩，降低周围组织压力，从而缓解神经、血管的压迫。

系统性红斑狼疮可能会以关节疼痛或肌肉疼痛为首先出现的症状，而小针刀对这类伴随关节及肌肉病变的患者疗效很好。

14 中药外敷在治疗系统性红斑狼疮中如何运用

中药外敷是指将新鲜中草药切碎捣烂，或将中药粉末加赋形剂调匀成糊状，敷于患处或穴位的方法。根据中药药物选择的差异，可具有舒筋活络、祛瘀生新、消肿止痛、清热解毒、拔毒生肌等不同的功效。系统性红斑狼疮患者由于自身免疫性功能紊乱，及长期使用肾上腺皮质激素与免疫抑制剂，其免疫功能低下，容易合并各类感染。患者面部、躯体皮肤感染及皮损经常规抗感染治疗后可得到较好控制，但是肢体皮肤，尤其是远端病变的常规治疗往往愈合缓慢甚至治疗结果不理想，所以现代各医家尝试运用活血化瘀、清热解毒类中药外敷结合常规激素及免疫抑制剂治疗系统性红斑狼疮患者合并皮肤感染及出现的皮肤创面，最终取得了一定的临床疗效。

除此之外，针对系统性红斑狼疮患者出现关节疼痛的现象，现代临床中也会运用活血化瘀、通络祛湿类中药外敷于关节疼痛处，均能够起到一定的缓解疼痛的作用。

15 穴位按摩在治疗系统性红斑狼疮中如何运用

穴位按摩是中医的一种基本治疗手法，属于理疗方式。适当进行穴位按摩，能够舒筋通络，消除疲劳，缓解压力，改善睡眠，起到辅助治疗的作用，对系统性红斑狼疮患者身心都是有好处的。另外，定期进行穴位相关的按摩和热疗，能够缓解系统性红斑狼疮患者的关节炎症或者肌肉的病变，所以对于其病情的稳定及活动期的恢复也是有利的。

16 拔罐、艾灸在治疗系统性红斑狼疮中如何运用

拔罐古称角法，又名吸筒疗法，是以罐为工具，利用燃烧排除罐内空气，造成负压，使之吸附于腧穴或应拔部位的体表，产生刺激，使被拔部位的皮肤充血、瘀血，以达到防治疾病的目的的一种疗法。艾灸属于中医针灸疗法中的灸法，是点燃用艾叶制成的艾炷、艾条，熏烤人体的穴位以达到保健治病目的的一种疗法。这两种中医疗法在临床上最为常见。对于系统性红斑狼疮患者来说，处于病情稳定期，无皮肤损害及其他器官受累的情况下，可以在正规医疗机构进行拔罐、艾灸等辅助治疗，以达到缓解疲劳、肌肉关节疼痛症状的目的。

17 系统性红斑狼疮患者仅通过口服中药、针灸治疗、中药外敷可不可以治愈

系统性红斑狼疮是一种发病原因还不明确，可以侵犯全身多系统的慢性弥漫性结缔组织病，患者体内会产生大量的自身抗体，使自己的免疫系统攻击自身的组织，引起全身多脏器和组织的损伤。而目前系统性红斑狼疮是无法根治的，只能通过规范治疗达到长期缓解。系统性红斑狼疮的治疗通常使用糖皮质激素联合免疫抑制剂。单使用中医特色疗法不仅无法缓解患

者的病情，还会导致其他脏器受损，其只能作为辅助治疗。

18　民间对治疗系统性红斑狼疮有效的药方有哪些

验方 1：青蒿 15 g、秦艽 12 g、生地黄 20 g、黄芪 30 g、防风 10 g、牡丹皮 15 g、仙鹤草 30 g、土茯苓 30 g、忍冬藤 3 g、漏芦 10 g、乌梢蛇 10 g、炙甘草 6 g。本方适用于系统性红斑狼疮阴虚患者。

验方 2：黄芪 15 g、党参 10 g、白术 10 g、茯苓 10 g、南沙参 15 g、北沙参 15 g、石斛 15 g、菟丝子 15 g、女贞子 15 g、旱莲草 15 g、鸡血藤 30 g、丹参 15 g、秦艽 30 g。本方适用于系统性红斑狼疮后期气阴两虚、脾肾不足者。

验方 3：青蒿 30 g，地骨皮 15 g，生鳖甲、水牛角各 30 g，生茯苓、玉米须、大青叶各 30 g，牡丹皮 15 g，地龙 15 g，蝉蜕 15 g，秦艽 15 g，生地黄 15 g，益母草 30 g，金樱子 30 g，芡实 30 g，桑螵蛸 15 g，赤芍 30 g，银花藤 30～50 g。本方适用于患狼疮肾炎者。

19　易诱发系统性红斑狼疮的中药有哪些

有的保健品对系统性红斑狼疮患者有害无益，如人参、西洋参、绞股蓝及其复方制剂，因其含人参皂苷，虽能提高人体细胞及体液免疫，但对系统性红斑狼疮患者来说，这类保健品会使免疫复合物增多，激活抗核抗体，加重或诱导疾病复发。

另外，还应避免使用含雌激素的中药，如蜂王浆、蛤蟆油等，因雌激素也是容易诱发系统性红斑狼疮的重要因素。

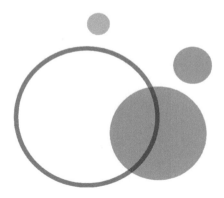

第五章　系统性红斑狼疮的治疗

01 系统性红斑狼疮的非药物治疗有哪些

（1）造血干细胞移植：干细胞是一种具有多向分化潜能、造血支持、自我复制、免疫调节能力的细胞，在医学界被称为"万能细胞"。造血干细胞移植治疗系统性红斑狼疮的机制是对患者进行全身照射、化疗和免疫抑制剂预处理后，将正常供体或自体的造血干细胞经血管输注给患者，使之重建正常的造血和免疫功能的过程。在这个过程中自体抗原重新产生耐受，并在免疫治疗过程中达到新的免疫平衡，使自身抗体减少，以清除体内异常的 T 细胞和 B 细胞，并建立正常的免疫系统，有利于组织的免疫损伤修复，从而降低系统性红斑狼疮疾病活动度，改善患者临床症状评分，促进炎症细胞因子的减少。根据造血干细胞来源不同，造血干细胞移植可分为 4 种：①骨髓干细胞移植；②外周血干细胞移植；③脐血干细胞移植；④胎肝干细胞移植。骨髓干细胞移植及外周血干细胞移植是目前常用的治疗方法，而外周血干细胞移植能使患者较快康复。但外周血中混有较多成熟自身反应的 T 细胞，这些细胞介导了异常的免疫反应，使外周血干细胞移植失败和疾病复发。根据供体来源不同，造血干细胞移植可分为同种异体造血干细胞移植及自体造血干细胞移植，同种异体造血干细胞移植又可分为同基因造血干细胞移植和异基因造血干细胞移植。目前自体造血干细胞移植治疗系统性红斑狼疮已观察到明显效果，但异体造血干细胞移植由于供体来源的困难以及移植后的免疫排斥反应，其较少应用于系统性红斑狼疮的治疗。20 世纪 90 年代以来，造血干细胞移植技术一直是国外医学界研究的热门课题，在我国也几乎同期有人将此项技术应用于临床并取得了满意的疗效。研究显示，造血干细胞移植对系统性红斑狼疮具有较好的疗效，有些患者甚至可以中止药物治疗。我国南京鼓楼医院曾对2例重症系统性红斑狼疮患者进行了自体骨髓干细胞移植，取得一定的疗效。目前还没有造血干细胞移植治疗导致重大不良反应的报道，仅有个别患者在腰椎穿刺后有穿刺部位疼痛，轻微头昏、头痛及低度发热等症状。但有以下情况者应禁止使用该疗法：高度过敏体质或者有严重过敏史者；休克或全身衰竭，生命体征不正常及不配合检查者；晚期恶性肿瘤者；全身感染或局部严重感染，需抗感染康复后者；含心、肺、肝、肾等重要脏器的功能障碍者；凝血功能障碍，如血友病者；血清学检测阳性者，如患艾滋病、梅毒等；染色体或基因缺陷，免疫功能缺陷者。除此之外，造血干细胞移植治疗系统性红斑狼疮在世界范围内均缺乏大样本分析报道，并且这种治疗手段价格昂贵，故其远期疗效尚在观察中。

（2）血液净化：疾病活动期以及重症、难治性系统性红斑狼疮的患者，其体内血液系统中存在众多致病物质，如循环免疫复合物、自身抗体等，若能及时清除，阻断系统性红斑狼疮的发病中间环节，并配合合理的药物治疗，则有希望迅速缓解病情，改善预后。这些致病物质多为中分子物质，血液净化可以有效地清除它们。目前临床上采用的方法主要有血浆置换术和血液灌流术。

血浆置换术即经血液置换机除去患者血液或血浆中有害成分后将血液或血浆回输给患者，并补充等量的置换液。此法不仅能直接清除体内可溶性免疫复合物、抗基底膜抗体以及其他免疫活性物质，还能提高单核巨噬细胞系统清除循环免疫复合物的能力。系统性红斑狼疮出现威胁生命的紧急情况，或受损器官功能恶化（如肾功能急性恶化、狼疮脑病、狼疮性急性重型肝炎等），以及多种药物治疗效果不佳时，血浆置换术对其有一定的治疗效果。但是用新鲜液体血浆或冰冻血浆作替代液时的不良反应高于用白蛋白，所以常有诱发患者过敏反应和导致病毒性肝炎传播的危险。并且血浆置换术过程中有大量的正常免疫球蛋白丢失，机体在多次血浆置换后往往会出现免疫力下降，因此静脉注射适量的免疫球蛋白有助于防治感染，提高血浆置换术的疗效。除此之外，血浆置换术对系统性红斑狼疮不是病因性治疗，只是比药物能更有效和迅速地祛除致病因子，使病情暂时得以缓解，不会抑制疾病本身继续产生自身抗体等，并有可能出现反跳现象，因此使用血浆置换术时不宜停用糖皮质激素和免疫抑制剂。最后，血浆置换术费用昂贵，只能作为系统性红斑狼疮的中短期辅助治疗，不宜长期使用。对于有感染存在和凝血功能障碍的患者，临床上禁用血浆置换术。

血液灌流术所用吸附材料各有不同，种类繁多，目前国内报道较多的有两大类：广谱型吸附剂血液灌流和 DNA 免疫吸附剂血液灌流。血液灌流术的优点是不浪费血浆，没有传播病毒性肝炎及蛋白过敏等不良反应，能够在高度危重期和免疫风暴期使病情缓解，在与激素、细胞毒性药物联合治疗的过程中，能增强机体对药物治疗的敏感性，使药物疗效增加、不良反应减少。血液灌流术对系统性红斑狼疮患者治疗的适应证和禁忌证与上述血浆置换术相同。不良反应包括血小板和白细胞计数下降；吸附材料为活性炭时，可能吸附某些凝血因子和纤维连接蛋白，临床上表现为凝血异常；低钙反应；低血糖反应；微量元素及激素水平下降。

（3）全身性淋巴细胞放射：全身性淋巴细胞放射即在短期内对全身淋巴组织进行分区照射，能够对细胞免疫和体液免疫有显著和长期的抑制。系统性红斑狼疮患者体内 B 细胞功能亢进伴自发产生大量多克隆免疫球蛋白和自身抗体，大多数致病性自身抗体的产生都依赖于 T 细胞。全身性淋巴细胞放射能抑制 T 细胞和 B 细胞的活性，从而达到缓解病情的目的。全身性淋巴细胞放射只用于严重、一般治疗无效的狼疮肾炎。有研究报道，此法能够使患者肾功能短暂进步，但过段时间又会回到治疗前的水平。T 细胞数目及功能第一年下降，三年后恢复到治疗前水平。值得注意的是，第一年肾脏病理炎症明显减少，但第一年后至第三年，肾纤维化进展，剩余肾小球增殖。因此，全身性淋巴细胞放射对系统性红斑狼疮的疗效尚存在争议，并且此法会导致感染等诸多并发症，从而限制了此法在临床上的广泛应用。大部分专家并不建议将此法广泛运用于临床。

（4）低能量氦 - 氖激光血管内照射：此法曾用于治疗脑梗死、椎动脉型颈椎病、冠心病、栓塞性动脉炎等缺血性疾病，并且取得了良好的疗效。基于某些相同的机理，近年来有研究者尝试将此法用于系统性红斑狼疮的治疗。低能量氦 - 氖激光血管内照射治疗系统性红斑狼疮的作用机理可能包括改变血液流变学性质，如降低血浆黏度、减弱血小板聚集能力和红细胞聚集能力，以及增强红细胞变形能力，最终改变血液循环，尤其是微循环；调节机体的免疫状态，包括体液免疫和细胞免疫；降低体内中分子物质水平。低能量氦 - 氖激光血管内照射治疗显效相对较慢，可用于各种轻型或轻中型的系统性红斑狼疮，如系统性红斑狼疮合并脑梗死、眼底病变以及肢端反复溃疡的治疗。有文献报道，低能量氦－氖激光血管内照射结合中药治疗能达到较好的治疗效果。也有研究者主张此法与糖皮质激素、免疫抑制剂联合治疗系统性红斑狼疮，但是不主张重症系统性红斑狼疮采用此法治疗。目前，此法对系统性红斑狼疮的疗效如何，还有待进一步验证。

（5）基因工程疗法：系统性红斑狼疮患者体内存在过度活化的 B 细胞并产生大量多克隆免疫球蛋白和自身抗体，而 T 细胞对此过程具有调节作用。因此，人们试图打断 T 细胞、B 细胞之间的某些致病环节，减少抗核抗体的产生，从而达到控制病情的目的。但是此法目前还在研究阶段，其成功尝试仅停留在动物模型阶段。

02 系统性红斑狼疮的药物治疗有哪些

糖皮质激素：氢化可的松、可的松、泼尼松、甲泼尼龙、曲安西松、地塞米松、倍他米松等。

非甾体抗炎药：阿司匹林、水杨酸钠、双水杨酯、对乙酰氨基酚、吲哚美辛、舒林酸、依托度酸、双氯芬酸、萘丁美酮等。

抗疟药：氯喹、羟氯喹、乙胺嘧啶、奎宁、青蒿素、蒿甲醚等。

免疫抑制剂：环孢素、藤霉素、柳氮磺砒啶、硫唑嘌呤、6-巯基嘌呤、环磷酰胺、他克莫司、霉酚酸酯、甲氨蝶呤、来氟米特、雷公藤多苷等。

生物制剂：贝利尤单抗、泰它西普、利妥昔单抗、托珠单抗等。

各类药物的治疗效果与不良反应差异很大，应尽可能根据患者的具体情况制订个体化的治疗方案。

 03 目前常用治疗系统性红斑狼疮的药物的作用机制是什么

（1）糖皮质激素。

糖皮质激素对 T 细胞、B 细胞及单核细胞和中性粒细胞介导的免疫反应具有广泛的抑制作用，能扩散穿过细胞膜，并与胞内糖皮质激素受体结合形成复合物，然后转移至细胞核内；该复合物与 DNA 相互作用，造成多种糖皮质激素应答性基因转录改变，这种改变会带来强大的抗炎症效应。因此糖皮质激素作为甾体激素，能够对系统性红斑狼疮患者机体的代谢起到较好的调节作用，并且还能促进体内蛋白质的合成，具有明显抗休克、抗炎、抗过敏及免疫抑制（即降低免疫病理性损害）作用，是其他药物不能替代的。

（2）非甾体抗炎药。

此类药物能够减少炎性介质前列腺素的生成，产生抗炎、镇痛、解热的作用，对伴有发热、关节痛的系统性红斑狼疮患者有较好的疗效。

（3）抗疟药。

抑制固有免疫信号途径，改善皮肤、关节症状。如羟氯喹可以直接抑制 Toll 样受体，以及抑制其激活后的抗体转变、抗体产生，还能够直接抑制炎症因子的产生，从而保护脏器。

（4）免疫抑制剂。

免疫抑制剂，就是一类对机体的自身免疫反应具有抑制作用的药物，能抑制与免疫反应有关的细胞的增殖，减弱抗体免疫反应，从而阻止免疫系统继续伤害健康组织或器官。

（5）生物制剂。

生物制剂能够激活补体，使抗体依赖的细胞介导细胞毒作用以及诱导细胞凋亡。如贝利尤单抗通过与 B 细胞活化因子结合，阻断 B 细胞活化因子与 B 细胞上的受体的结合，从而抑制自身反应性 B 细胞的存活，让更多的自身反应性 B 细胞发生凋亡，降低抗双链 DNA 抗体值、改善 C3 与 C4 水平，达到减少自身抗体产生，减少系统性红斑狼疮的活动期症状的目的。

04　系统性红斑狼疮患者可不可以自行用药或依据广告宣传内容服药

系统性红斑狼疮患者需要定期随诊并长期遵医嘱服药。目前没有任何一种药物能够彻底治愈系统性红斑狼疮或者完全阻断患者的病情发展，患者自行用药或依据广告宣传内容服药，会引发症状的恶化，或者造成器官进一步损害，引发感染、狼疮肾炎、狼疮脑病等，甚至最终死亡。

05　狼疮脑病如何监测及治疗

一般认为，当系统性红斑狼疮患者出现神经、精神症状后，需借助脑电图、血清学检测和脑脊液检验、MRI 或 CT 检查，以及心理评估等辅助检查，帮助诊断并监测狼疮脑病。

狼疮脑病患者可以考虑血浆置换术、免疫球蛋白冲击治疗等。除了以上针对系统性红斑狼疮的免疫抑制治疗外，还需对症支持治疗，如针对癫痫的抗癫痫药；针对精神症状的抗焦虑药、抗抑郁药、情绪稳定剂或抗精神病药（视情况而定），伴随血栓形成的神经精神疾病还需要进行抗凝治疗。近年来研究发现，利妥昔单抗似乎对难治性狼疮脑病的治疗效果显著。

06 系统性红斑狼疮患者能否擅自停药

系统性红斑狼疮患者在病情活动期及维持治疗阶段不可以擅自停药，否则可能会导致器官的进一步损害，加重病情的发展。完全缓解的患者，在维持缓解一段时间后，可以在医生指导下减药和停药。停药的标准：没有系统性或重要脏器损伤，如心、肾、脑损伤；系统性红斑狼疮的活动指标（包括血常规、尿常规、补体、抗双链 DNA 抗体、免疫球蛋白等）长期处于稳定。

对于低疾病活动度的患者来说，停药非常困难，可以在确保病情稳定的情况下，适当减少药物种类和剂量。减药的一般原则是先减停激素类药物，然后减停免疫抑制剂，最后再减停抗疟药。

07 非甾体抗炎药在治疗系统性红斑狼疮中的应用及其不良反应

非甾体抗炎药适用于有低热、关节症状、皮疹、心包炎及胸膜炎的系统性红斑狼疮患者。年长的患者要适当减量,尽量应用不良反应较轻的非甾体抗炎药,避免同时应用不同类型的非甾体抗炎药,以免加重患者的机体负担,以降低非甾体抗炎药不良反应的发生率。

非甾体抗炎药的不良反应有以下几个方面。

胃肠道:患者可出现上腹不适、恶心、呕吐、嗳气、饱胀、食欲减退等不适症状。长期大量使用非甾体抗炎药的患者中有10% ~ 25% 的患者会出现消化道溃疡,严重时可出现消化道出血或胃穿孔等并发症。

神经系统:患者可出现头晕、头痛、耳鸣、耳聋、弱视、嗜睡、失眠、感觉异常、麻木、多动、兴奋、震颤、幻觉等。

肾脏系统:患者会出现蛋白尿、管型尿及血尿,严重时可引起间质性肾炎。如果长期大量使用吲哚美辛可致肾功能衰竭和肾水肿。

血液系统:部分非甾体抗炎药可引起中性粒细胞减少、再生障碍性贫血、凝血功能障碍等。

心血管系统:此类药物对血压的干扰性较大,会使平均动脉压增高。长期大量使用的患者血压会升高,出现药源性高血压。

过敏:特异体质者可出现皮疹、血管神经性水肿、哮喘等过敏反应。

肝脏系统：患者可出现不同程度的肝脏损害，如肝细胞坏死。长期大量使用对乙酰氨基酚可产生严重的肝毒性，以肝坏死最常见。

08 免疫抑制药在治疗系统性红斑狼疮中的应用及其不良反应

（1）霉酚酸酯。

霉酚酸酯主要适用于中度、重度系统性红斑狼疮。其优势为对中度、重度狼疮肾炎诱导缓解期和维持期均有较好疗效，能降低复发率。常见不良反应为胃肠道不适，一些患者会发生感染、骨髓抑制与肝脏损害。由于此药具有一定的致畸性，建议患者至少在停用 6 周后备孕。

（2）环磷酰胺。

环磷酰胺主要适用于中度、重度狼疮肾炎，神经精神狼疮和系统性红斑狼疮伴免疫性血小板减少等。其优势在于对中度、重度狼疮肾炎诱导缓解期和维持期均有较好疗效，是治疗系统性红斑狼疮神经系统和血液系统受累的有效免疫抑制剂。常见不良反应为胃肠道不适（如恶心、呕吐等），一些患者会发生肝脏损害、骨髓抑制，长期大剂量使用会增加发生肿瘤的概率。由于此药具有明确的生殖毒性和致畸性，建议患者妊娠前 1 ~ 3 个月停用。

（3）来氟米特。

来氟米特主要适用于增殖性狼疮肾炎。其优势在于对一些增殖性狼疮肾炎有效，耐受性较好。常见不良反应为肝脏损害、高血压、白细胞减少、感染等。由于此药有致畸作用，建议患者药物完全停药后备孕。

（4）甲氨蝶呤。

甲氨蝶呤主要适用于轻度、中度非肾脏受累的系统性红斑狼疮。其优势为对改善系统性红斑狼疮患者皮肤、关节炎症和整体情况方面有较好的疗效。最主要的不良反应为胃肠道不适（如恶心、呕吐等），血液系统异常（如贫血、白细胞减少）与肝脏损害。由于此药有致畸作用，建议患者妊娠前1～3个月停用。

（5）他克莫司。

他克莫司主要适用于增殖性狼疮肾炎、难治性狼疮肾炎和系统性红斑狼疮伴免疫性血小板减少等。其优势在于对狼疮肾炎诱导缓解期和维持期均有较好疗效，能降低复发率，与其他免疫抑制剂或糖皮质激素相比，引起严重感染的风险较低。常见不良反应为胃肠道不适，一些患者会出现肾脏、肝脏损害。肝功能受损者需减少他克莫司用量，且用药期间应监测肾毒性、血糖和血压。

（6）环孢素。

环孢素主要适用于狼疮肾炎和系统性红斑狼疮伴免疫性血小板减少。其优势在于能与其他免疫抑制剂联合治疗标准治疗无效的狼疮肾炎，可缓解血液系统损害。主要不良反应为肾功能损害、血压升高与感染。

（7）硫唑嘌呤。

硫唑嘌呤主要适用于中度系统性红斑狼疮。其优势在于对中度系统性红斑狼疮维持期有较好疗效，孕期安全性较高，且严重感染发生率较低。主要不良反应为骨髓抑制与肝脏损害，需检测硫嘌呤甲基转移酶活性。

09 羟氯喹治疗系统性红斑狼疮有什么优势

对于无禁忌证的系统性红斑狼疮患者来说，羟氯喹可用于基础治疗并长期服用（每天 0.2 g，每天 2 次）。其为 4- 氨基喹啉衍生物类抗疟药，作用和机制与氯喹类似，但毒性仅为氯喹的一半。羟氯喹能够抑制中性粒细胞的趋化作用，干扰单核细胞白细胞介素 -1 的形成，抑制中性粒细胞超氧化物的释放。羟氯喹可以直接抑制 Toll 样受体激活，也可直接抑制 Toll 样受体激活后的抗体转变、抗体产生。不但如此，羟氯喹除抑制 Toll 样受体激活外，还可直接抑制炎症因子的产生，从而保护脏器。可以说，羟氯喹能作用于系统性红斑狼疮发病的各个环节。

除此之外，羟氯喹可降低患系统性红斑狼疮孕妇的早产率，减少系统性红斑狼疮复发率，减轻病情，同时降低发生胎儿不良结局的风险。持续的羟氯喹治疗可降低妊娠期间和产后系统性红斑狼疮的复发，如无禁忌，建议在整个妊娠期间持续使用。对妊娠期疾病活动的患者，可考虑激素、羟氯喹与在妊娠期间可用的免疫抑制剂联合使用来控制病情。此外，系统性红斑狼疮患者长期服用羟氯喹可降低疾病活动度，降低发生器官损伤和血栓的风险，改善血脂情况，提高生存率，但是羟氯喹最显著的不良反应是会引起眼底病变，所以服用此药的患者需要每年去正规医院进行 1 次眼科检查。

10 治疗系统性红斑狼疮的生物抑制剂有哪几类及其优势

对难治性（经常规治疗效果不佳）系统性红斑狼疮或复发性系统性红斑狼疮的患者，使用生物制剂能显著增加患者的完全和部分缓解率，降低疾病活动度、疾病复发率，减少激素类药物用量。当前的生物制剂主要有以下几类：针对 B 细胞的生物制剂；针对 T 细胞的生物制剂；合成肽免疫原；抗细胞因子活化的生物制剂。

有多种生物制剂（如利妥昔单抗、依帕珠单抗、贝利尤单抗等）开始尝试用于系统性红斑狼疮的治疗且取得一定的临床疗效。经大量临床研究证实，贝利尤单抗能安全有效地治疗系统性红斑狼疮，其也是第一个被美国食品药品监督管理局（FDA）、欧洲药品管理局批准和国家食品药品监督管理总局（CFDA）批准用于治疗系统性红斑狼疮的生物制剂。2019 年贝利尤单抗获得国家市场监督管理总局批准，适用于在常规治疗基础上仍有高疾病活动度（如抗双链 DNA 抗体阳性、低补体、SLEDAI-2000 评分 ≥ 8 分）的系统性红斑狼疮成年患者，也作为唯一被推荐的生物制剂写入了《2020 中国系统性红斑狼疮诊疗指南》。有临床研究对应用贝利尤单抗联合激素、抗疟药、免疫抑制剂治疗的系统性红斑狼疮患者进行了长达 7 年的随访，结果表明，长期使用贝利尤单抗安全有效，可降低患者对激素的依赖性。

除了贝利尤单抗，2021 年，全球首个"双靶点"治疗系统性红斑狼疮的生物新药泰它西普获国家药品监督管理局（NMPA）附条件批准上市。泰它西普是我国系统性红斑狼疮治疗领域有史以来获批的首款创新药，也是系统性红斑狼疮治疗领域全球首款"双靶点"同类首创生物药。区别于已上市药物贝利尤单抗的"单靶点"设计，泰它西普的"双靶点"设计能同时抑制 B 细胞活化因子和增殖诱导配体两个使 B 细胞分化成熟的关键因子，能更加有效地降低机体免疫反应，对于治疗起到"双管齐下"的效果。除此之外，大分子药物泰它西普能够直接通过细胞进行代谢，而不是通过肝、肾代谢，能够显著降低传统药物的不良反应，具有更高的安全性。

11 生物制剂在治疗系统性红斑狼疮中的应用及其不良反应

（1）贝利尤单抗。

贝利尤单抗的优势在于能改善系统性红斑狼疮患者的血清学指标，降低严重复发风险及减少激素类药物用量，用于在常规治疗基础上仍具有较高疾病活动度（如抗双链 DNA 抗体阳性、低补体、SLEDAI-2000 评分 ≥ 8 分）、自身抗体阳性的系统性红斑狼疮成年患者。有专家推荐将此药用于有黏膜和肌肉骨骼受累的血清学检测阳性的系统性红斑狼疮患者。目前给药方式包括皮下注射或静脉滴注。常见不良反应包括感染，如上呼吸道感染、尿道感染、鼻窦炎、鼻咽炎、支气管炎以及说明书中未收录的感染性疾病（包括皮肤播散性带状疱疹、带状疱疹脑膜炎、皮肤细菌感染、牙髓炎等）；胃肠道反应，如恶心、腹泻、胃肠炎等；偏头痛；肢体疼痛；神经系统疾病，如失眠、抑郁；增加患肿瘤的风险。其中应用贝利尤单抗治疗引起的神经系统不良事件（如进展性多灶性脑白质病、严重抑郁、自杀等）需要特别关注。所以医生在采用贝利尤单抗治疗之前，应充分考虑患者的病史和目前的精神状态，并仔细评估患者抑郁和自杀的风险。

（2）利妥昔单抗。

利妥昔单抗用于治疗系统性红斑狼疮的Ⅲ期随机对照试验未达到主要研究终点，所以未通过国家食品药品监督管理总局的批准。但2019年欧洲抗风湿病联盟在系统性红斑狼疮治疗相关指南中推荐，对标准免疫抑制剂疗效不佳、不耐受或有禁忌的脏器受累患者，可考虑采用利妥昔单抗治疗。其优势在于可控制住顽固性狼疮肾炎和血液系统受累患者的病情，减少激素类药物用量。根据相关临床试验表明，在系统性红斑狼疮治疗过程中，予以患者小剂量利妥昔单抗可进一步改善患者肝功能、肾功能、血常规及尿常规等，同时有助于提高治疗效果，及早改善患者外周B细胞水平。目前给药方式只能用静脉滴注。服用此药的常见不良反应包括静脉滴注相关的不良反应，如发热、寒战等；皮肤黏膜反应，如苔藓样皮炎等；导致乙型肝炎病毒再激活；严重细菌、真菌或病毒感染；心血管系统的不良反应，如高血压、心动过缓、心动过速等；胃肠道不良反应，如腹泻、食欲不振、消化不良等；肌肉骨骼不良反应，如关节痛、肌痛、骨痛等；神经系统不良反应，如眩晕、焦虑、抑郁、失眠、精神紧张、嗜睡等；代谢失调或营养失调，如高血糖、水肿、低钙血症等；全身不良反应，如无力、腹痛、腹胀、盗汗、皮肤干燥等。

（3）泰它西普。

泰它西普与常规治疗联合，适用于在常规治疗基础上仍具有高疾病活动度（如抗双链 DNA 抗体阳性、低补体、SLEDAI-2000 评分 ≥ 8 分）、自身抗体阳性的系统性红斑狼疮成年患者。目前给药方式采用皮下注射给药，注射部位为腹部。其常见不良反应包括上呼吸道感染；注射部位不良反应有注射部位瘙痒、肿胀、皮疹、疼痛、有红斑等。

12　什么情况下患者需要做血液透析

血液透析是急（慢）性肾功能衰竭患者肾脏替代治疗方式之一。狼疮肾炎在进展到终末期肾病时，需要肾脏替代治疗或肾移植。狼疮肾炎在使用激素、免疫抑制剂和其他药物治疗的情况下，若仍得不到有效控制，并发多脏器损伤，发生急性肾功能衰竭、严重水钠潴留、心力衰竭、药物不能纠正的高钾血症等情况时，应及时进行血液透析或腹膜透析治疗，以缓解症状、保护残余肾功能，为继续进行常规药物治疗创造条件。

13　自体血回输治疗系统性红斑狼疮是否可靠

目前临床中有用三氧自体血疗法治疗系统性红斑狼疮的案例，即抽取患者自身静脉血液通过三氧治疗系统对血液进行激活，之后再将活化的血液输回体内，隔日 1 次，连续治疗

10 ~ 15 d。研究者称这种疗法可以明显缩短红斑消退时间、发挥抗感染作用。但是，这种自体血回输的疗法并未在我国得到广泛运用，有一定的风险，且并未有足量确切的依据证明此疗法有效。所以，目前对于应用自体血回输治疗系统性红斑狼疮有待进一步的实验研究，不可轻易尝试。

14 系统性红斑狼疮患者妊娠期该如何选择药物

多数系统性红斑狼疮患者需要长期服用药物以维持病情缓解，部分药物有明确致畸作用，禁用于妊娠期；部分药物有潜在的致畸作用，应用前须权衡母体和胎儿的风险与获益。

（1）妊娠期免疫抑制剂的选择。

妊娠期可以使用羟氯喹、柳氮磺吡啶（需要加用叶酸）、环孢素、硫唑嘌呤、他克莫司。妊娠期避免使用环磷酰胺、甲氨蝶呤、吗替麦考酚酯、沙利度胺、雷公藤多苷。

（2）妊娠期糖皮质激素的选择。

可选择泼尼松，其经过胎盘时可以被灭活，故短期服用一般对胎儿影响不大。地塞米松和倍他米松可通过胎盘屏障影响胎儿，不宜长期使用，但出现新生儿房室传导阻滞和早产风险时，需短期酌情使用地塞米松。

（3）妊娠期疾病活动时如何调整用药？

对于疾病轻度活动的妊娠期患者，可以将泼尼松（或相当剂量的其他糖皮质激素，但不建议使用含氟的糖皮质激素）加至中等剂量用 4 周，然后逐渐将强的松的剂量减至15 mg/d 以下维持。妊娠前没有使用羟氯喹的患者应加用，推荐剂量为每次 200 mg，2 次 /d。疾病中度、重度活动的妊娠期患者，可采用大剂量泼尼松治疗或使用甲泼尼龙冲击治疗，但使用时间应尽量短，以控制病情为宜，并尽快将强的松的剂量减至 15 mg/d 以下；没有使用羟氯喹的患者应加用，推荐剂量为每次 200 mg，2 次 /d。妊娠前 3 个月疾病明显活动的建议终止妊娠。

15 系统性红斑狼疮患者哺乳期该如何选择药物

目前部分治疗系统性红斑狼疮的药物可能会致母婴双方损害。

环磷酰胺可经乳汁分泌，有报告提示其可抑制婴儿造血功能。而激素类药物在乳汁中分泌量极少，哺乳期使用中等量激素是安全的（Ⅱ级）。如果用量大于 40 mg/d，则推荐服药 4 h 后再哺乳。目前尚缺乏地塞米松和倍他米松相关研究数据。多数非甾体抗炎药和氯喹、羟氯喹在乳汁中分泌量很少，目前哺乳期用药未发现明确不良反应。免疫抑制剂在哺乳期应禁用。

口服泼尼松或甲泼尼龙、羟氯喹与非甾体抗炎药的患者都可以进行母乳喂养；服用环磷酰胺、霉酚酸酯、甲氨蝶呤、来氟米特、硫唑嘌呤、环孢素 A、他克莫司的系统性红斑狼疮患者不宜母乳喂养；但对于服用泼尼松剂量超过 20 mg/d 或相当剂量者，在服药 4 h 后进行哺乳时应弃去服药后 4 h 内的乳汁。

16　系统性红斑狼疮患者避孕期间如何选择避孕药物

系统性红斑狼疮患者在避孕期间必须谨慎选择口服避孕药避孕，服用之前需要咨询风湿免疫科或产科医生，不可自行服用，因为避孕药内的激素会诱发、加重病情。有研究报道称，对于有良好的依从性、无血液高凝状态及血栓病史的非活动期或稳定期系统性红斑狼疮女性患者来说，使服用口服避孕药是安全的。但是对于系统性红斑狼疮抗凝物、抗磷脂抗体阳性或有血栓病史的系统性红斑狼疮女性患者来说，使用口服避孕药会增加患者发生血栓的风险。除了口服避孕药，系统性红斑狼疮女性患者可以选择的避孕方式还有宫内节育器、屏障避孕（避孕套和阴道隔膜）、安全期避孕。

17　系统性红斑狼疮患者围手术期如何选择药物

系统性红斑狼疮患者围手术期的药物选择应该遵循手术医生及风湿免疫科医生的医嘱，同时不可擅自停药或改变药物用法、用量。

病情稳定、每日口服糖皮质激素剂量相当于泼尼松 5 mg/d者进行人工流产、正常分娩或剖宫产术时均不需要额外增加激素的剂量。

每日口服激素剂量相当于泼尼松 5 mg（或相当剂量）以

上者，应在围手术期调整糖皮质激素的使用剂量。

对于进行人工流产、中期引产术或正常生产的患者，在原使用糖皮质激素的基础上，在手术当日或产程启动时服用泼尼松 5 mg（或相当剂量）；于产程启动时或术前 0.5 h 静脉注射甲基泼尼松龙 5 mg 或氢化可的松 25 mg，次日恢复原口服剂量即可。

进行剖宫产术的患者，在原使用糖皮质激素剂量的基础上，在术中静脉输注甲基泼尼松龙 10～15 mg 或氢化可的松 50～75 mg，术后次日起改为静脉注射氢化可的松 20 mg，每 8 h 1 次，术后第 3 d 恢复至术前用量即可。

对于做其他手术的系统性红斑狼疮患者，在围手术期可继续使用当前剂量的甲氨蝶呤维持治疗。因为系统性红斑狼疮患者常合并肝、肾损伤，故阿片类药物、苯二氮䓬类药物、肌松药可能引起蓄积，需要调节剂量，或者选用不受肝、肾功能影响的药物，如瑞芬太尼、顺阿曲库铵。

18 糖皮质激素有哪些不良反应

糖皮质激素相关不良反应的发生率大于 30%，其常见不良反应有以下几个方面。

（1）代谢紊乱。

长期大剂量应用糖皮质激素，可引起水、盐、糖、蛋白质及脂肪代谢紊乱，表现为向心型肥胖、满月面容、多毛、无力、低血钾、水肿、高血压和糖尿病等，临床上称为库欣综合征。

（2）诱发或加重感染。

糖皮质激素有抗炎作用，但不具有抗菌作用，会降低机体抗感染能力，使机体抗病能力下降，这利于细菌生长、繁殖和扩散。因此，长期应用糖皮质激素可诱发感染或使机体内潜在的感染灶扩大或扩散，还可使原来静止的结核病灶扩散。

（3）诱发或加重消化性溃疡。

糖皮质激素除妨碍组织修复、延缓组织愈合外，还可使胃酸及胃蛋白酶分泌增多，胃黏液分泌减少，降低胃黏膜的抵抗力，可诱发或加重胃及十二指肠溃疡出血，甚至造成消化道穿孔。

（4）肾上腺皮质萎缩或功能不全。

长期应用糖皮质激素的患者由于体内糖皮质激素水平长期高于正常水平，可引起负反馈作用，而影响下丘脑及垂体前叶分泌促肾上腺皮质激素，使内源性糖皮质激素分泌减少或导致肾上腺皮质激素功能不全。患者一旦出现应激（如出血、感染），可出现头晕、恶心、呕吐、低血压、低血糖，甚至昏迷。

（5）反跳现象。

长期应用糖皮质激素，症状基本控制时，若减量太大或突然停药，原来症状可很快出现或加重，此种现象称为反跳现象。这是患者对激素产生依赖作用或症状尚未完全被控制导致的。处理措施为恢复激素用量，待症状控制后再缓慢减量。

（6）骨质疏松。

长期应用糖皮质激素会促进蛋白质分解，抑制蛋白质合成及成骨细胞的活性，加强破骨细胞活性及增加破骨细胞数量，因此患者容易发生骨质疏松，骨折及增加骨坏死风险。

（7）精神异常。

长期应用糖皮质激素可引起多种形式的行为异常，如欣快症；神经过敏、激动、失眠、情感改变，甚至出现明显的精神病症状，某些患者还会出现自杀倾向。此外，糖皮质激素也可能诱发癫痫发作。

19 什么是激素替代治疗

激素替代治疗是一种医学治疗方法。当患者体内缺失特定的激素时，通常采用此法进行激素替代。激素替代治疗常通过静脉注射，向患者体内注射含有缺失激素的药剂，替代缺失的激素。这种治疗方法是一个长期的过程，不同个体在不同时期可出现不同的症状或病变，治疗必须个体化以适应不同的需要。不同个体的腺体损害程度不同，并会在疾病的发展中变化。因此，在治疗过程中应监测患者的症状、体征及血中激素水平，以随时调整药物的剂量。

激素替代治疗通常用于急（慢）性肾上腺皮质功能不全、垂体前叶功能减退和肾上腺次全切除术后的补充替代疗法。首选激素：短效糖皮质激素（可的松、氢化可的松），可的松 25 mg，等效氢化可的松 20 mg。使用时需尽量模拟正常生理分泌周期采用不对称服药方式。如氢化可的松采用 $0.3 \sim 0.5$ mg/（kg·d）时，早上 8 点前应使用总剂量的 2/3，下午再服用总剂量的 1/3。

20　激素冲击疗法治疗系统性红斑狼疮及其适应证

　　激素冲击疗法是短期内大剂量应用激素迅速控制病情恶化的一种静脉给药方法。激素冲击疗法多应用甲泼尼龙 1 g，加入 250 mL 5% 葡萄糖溶液或生理盐水中，静脉滴注，每日 1 次，连用 3 d，然后 100 mg/d 泼尼松口服，3 ～ 4 周内递减至维持量，必要时可 2 周后重复 1 个疗程。系统性红斑狼疮伴脑损伤、严重的肾脏疾病、严重的溶血性贫血，或一些常规的糖皮质激素治疗效果不佳的患者，可以应用激素冲击疗法。

　　激素冲击疗法会在短期内大剂量给药，而大量的激素作用可导致机体原有的代谢机能紊乱，出现一过性高血压、高血糖、心动过速、电解质紊乱、严重感染，甚至死亡。医师要掌握好激素冲击疗法的适应证，应用时注意观察患者生命体征变化，及时复查血常规、电解质等指标，发现问题及时处理。

21　系统性红斑狼疮患者如何进行激素类药物的合理使用及减量

　　激素类药物是治疗系统性红斑狼疮的基础药物。医师应根据疾病活动度及受累器官的类型和严重程度制订个体化的激素类药物治疗方案，并使用控制疾病所需的最低剂量。

　　对疾病轻度活动的系统性红斑狼疮患者，羟氯喹或非甾体抗炎药疗效不佳时，可考虑使用小剂量激素类药物（≤ 10 mg/d

泼尼松或等效剂量的其他激素类药物）。

对疾病中度活动的系统性红斑狼疮患者，可使用激素类药物[0.5 ~ 1 mg/（kg·d）泼尼松或等效剂量的其他激素类药物]联合免疫抑制剂进行治疗。

对疾病重度活动的系统性红斑狼疮患者，可使用激素类药物[≥ 1 mg/（kg·d）泼尼松或等效剂量的其他激素类药物]联合免疫抑制剂进行治疗，待病情稳定后，适当调整激素类药物使用剂量。

对出现系统性红斑狼疮危象患者，可使用激素冲击疗法联合免疫抑制剂进行治疗。

医生需密切关注系统性红斑狼疮患者的疾病活动度，并根据疾病活动度来调整激素类药物的使用剂量。对病情长期稳定的患者，可考虑逐渐减停激素类药物，但减量过程必须逐步而缓慢，避免突然停药造成疾病复发。

22 什么是激素停药综合征

长期应用激素产生的依赖是一种心理性和生理性生物学现象。在应用激素期间，体内的激素浓度会形成一种非生理性平衡，突然停药会打破这种平衡，导致身体出现一系列生理反应和行为反应，称为激素停药综合征。产生激素依赖时，身体对激素的反应逐渐下调，需要较大的剂量才能产生与健康人同等的反应，其原因可能是激素作用靶组织的信号转导和（或）分解代谢功能发生了改变。常见临床表现为厌食、恶心、呕吐、体重下降、乏力、肌痛、关节痛、腹痛、嗜睡、体位性低血压、发热和皮肤脱屑等。

23 系统性红斑狼疮患者治疗过程中如何预防激素类药物不良反应

可以从以下几个方面进行预防：①对诱导缓解和长期维持治疗，起始剂量应该足量，之后缓慢减量，长期维持；②评估系统性红斑狼疮的严重程度和活动性，拟定个体化治疗方案；③评估是否存在激素使用的相对禁忌证，对存在相对禁忌证的患者，根据病情需要严格评估其使用激素类药物的必要性；④对有肝功能损害的患者建议使用泼尼松龙或甲泼尼龙；⑤治疗期间观察疗效，评估脏器功能；⑥监测激素使用期间可能出现的并发症，及时调整治疗方案，如长期使用激素类药物可能会导致骨质疏松，可以预防性地补钙，并定期复查骨代谢标志物。

24 免疫球蛋白的作用机制是什么，其在系统性红斑狼疮中的应用有哪些

静脉注射免疫球蛋白可调节机体的免疫功能，其调节机制：抑制免疫细胞的增殖与活化、调节免疫细胞的凋亡、抑制免疫细胞的黏附与吞噬、调节细胞因子的合成与分泌、抑制补体系统的活性、中和超抗原对免疫细胞的激活作用。静脉注射免疫球蛋白一般用于治疗某些自身免疫病、重症感染等。

静脉注射免疫球蛋白已被证实可以改善狼疮肾炎、血小板减少等并发症。其作为一种辅助免疫治疗方法，可以提高系统性红斑狼疮的治疗效果。难治性系统性红斑狼疮患者或合并感染的系统性红斑狼疮患者静脉注射免疫球蛋白可能改善其临床结局。

25 系统性红斑狼疮合并器官及其他损害如何进行药物选择

系统性红斑狼疮患者常见的系统（器官）损害有狼疮肾炎、狼疮肺炎、狼疮肝损害、血液系统损害等。

（1）合并肾损害。

Ⅰ型狼疮肾炎患者，建议根据肾外表现即其他系统的损害情况来选择治疗。Ⅱ型狼疮肾炎患者，建议使用激素和（或）免疫抑制剂治疗。Ⅲ型、Ⅳ型和非单纯Ⅴ型（Ⅴ型＋Ⅲ型或Ⅴ型＋Ⅳ型）狼疮肾炎患者，诱导缓解期建议使用激素联合环磷酰胺或霉酚酸酯治疗，维持期建议使用霉酚酸酯或硫唑嘌呤治疗。单纯Ⅴ型狼疮肾炎患者，有肾性蛋白尿者建议使用中等剂量激素联合霉酚酸酯或钙调蛋白酶抑制剂或硫唑嘌呤治疗，并建议使用血管紧张素转化酶抑制剂或血管紧张素Ⅱ受体阻滞剂严格控制血压。

（2）合并肺损伤。

主要表现为肺部感染，胸膜炎，急性狼疮性肺炎，肺泡出血，急性可逆性低氧血症，慢性间质性肺炎（纤维化），阻塞性细支气管炎伴机化性肺炎，呼吸肌无力，肺动脉高压，肺血栓栓塞症，阻塞性肺病，上呼吸道功能障碍。一般情况下根据肺损伤类型，可单独使用糖皮质激素，或联合硫唑嘌呤或环磷酰胺治疗。

（3）合并血液系统受累。

对合并血小板减少或自身免疫性溶血性贫血的患者，建议使用激素类药物或静脉注射免疫球蛋白治疗，效果不佳者可加用免疫抑制剂治疗。上述治疗均无效者，或出现危及生命的血液系统受累者，可考虑使用利妥昔单抗治疗。

（4）合并肝功能损害。

对系统性红斑狼疮患者合并肝功能损害的治疗，一般认为糖皮质激素可在短期内控制肝酶异常等实验室指标。中剂量到大剂量的激素类药物治疗对未发生急性肝功能衰竭的患者有效。各种细胞毒性药物、免疫抑制剂亦可取得疗效。

（5）合并关节疼痛。

轻度关节炎的初始治疗应考虑抗疟药。对持续性或进展性疾病提倡应用抗风湿药物，特别是甲氨蝶呤。对抗风湿药物治疗不敏感的患者则推荐贝利尤单抗。利妥昔单抗可用于抗风湿药物治疗无效的严重系统性红斑狼疮关节炎患者或系统性红斑狼疮与类风湿关节炎重叠患者。

（6）合并骨质疏松。

系统性红斑狼疮患者糖皮质激素用量越大，疗程越长，其骨质疏松发生率就越高。维生素 D 和钙剂（如碳酸钙、磷酸钙、枸橼酸钙等）目前被广泛应用于系统性红斑狼疮合并骨质疏松的治疗中。

（7）合并结核病。

系统性红斑狼疮合并结核病的治疗与其他结核病治疗原则

一样需要结合结核分枝杆菌药物敏感性、感染的状况、药物的禁忌证等因素，通常开始使用异烟肼、利福平、乙胺丁醇和吡嗪酰胺四联疗法 2 个月，然后使用异烟肼和利福平治疗治疗 4 个月。

（8）合并肝炎。

引起系统性红斑狼疮患者合并肝炎的原因不同，采取的治疗措施也不同。目前糖皮质激素仍是治疗系统性红斑狼疮合并肝炎的主要药物。针对药物引起的肝炎，若能早期识别，停药后病变常可逆转。因此，在治疗过程中一旦出现肝功能异常或黄疸，应立即停用有关或可疑的药物，并避免再度给予相同或化学结构相似的药物，同时应根据药物的性质予以解毒剂。

（9）合并感染。

感染是系统性红斑狼疮患者死亡的首位病因，故在系统性红斑狼疮整个治疗期间，应及时评估可能的感染风险，通过多种途径识别、预防和控制感染。对已发生细菌感染的系统性红斑狼疮患者，需积极完善相关病原学检查，同时可给予经验性广谱抗生素或联合应用多种抗生素，并考虑用碳酸氢钠漱口等预防真菌感染的措施，待病原体明确后根据药敏试验调整抗菌药物，针对性用药，减少二重感染。真菌感染者需及时应用三唑类、多烯类或棘白菌素类等抗真菌药物，并足量、足疗程应用。

（10）合并高血压。

在系统性红斑狼疮发病的过程中，有部分患者会出现高血压，这是系统性红斑狼疮累及肾脏导致的一种肾性高血压。基于这种情况，通常会选择血管紧张素转化酶抑制剂，如依那普利、卡托普利等，其在降血压的同时还能保护肾脏、减少蛋白尿。同时，还需要积极地控制系统性红斑狼疮的疾病活动，应用激素类药物和免疫抑制剂减轻肾脏损害，这对控制血压有一定的帮助。

（11）合并消化道出血。

以激素类药物治疗为主的系统性红斑狼疮患者合并化道出血时，需与激素类药物引起的胃肠道副反应相鉴别，一般通过胃镜的病理活检可鉴别。若发生肠坏死、消化道穿孔则需要手术治疗，且手术的风险较大。

26　儿童系统性红斑狼疮的药物治疗和成人有何区别

相比成人系统性红斑狼疮，儿童系统性红斑狼疮临床异质性强、脏器受累早，还要考虑药物对儿童患者的影响，因此药物治疗更为复杂。药物治疗的整体目标是控制或降低疾病活动度，尽早获得临床缓解，从而避免患者脏器受损，提高患者生活质量。儿童患者权衡疾病控制和药物不良反应之间的利弊，包括激素相关不良反应和对生长发育的影响，制订个体化的治疗方案。目前常采用的药物治疗策略是激素联合免疫抑制剂诱导缓解及长期地维持治疗。

诱导缓解：诱导缓解常应用静脉给予大剂量糖皮质激素（甲强龙冲击治疗 3 ~ 5 d），继之序贯为长期口服糖皮质激素，一般口服激素起始剂量为 1 ~ 2 mg /（kg·d）。根据病情评估及脏器损伤情况，常联合应用免疫抑制剂治疗。

维持治疗：小剂量激素联合硫唑嘌呤、霉酚酸酯、甲氨蝶呤是目前常用的维持治疗方案。临床研究表明，小剂量霉酚酸酯和硫唑嘌呤效果相似。维持治疗 3～5 年，之后可酌情减停激素和免疫抑制剂。

针对有血液系统损害的患者可使用环孢素或他克莫司治疗。需要注意的是，即使停用激素和免疫抑制剂，仍需要定期复诊以防疾病复发。

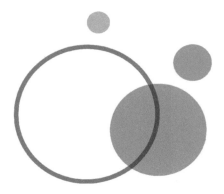

第六章　系统性红斑狼疮患者的饮食

01 系统性红斑狼疮患者需要注意饮食吗

系统性红斑狼疮患者病程漫长，长期用药引起的不良反应对机体的不良影响及自身免疫反应会造成各器官的损害。因此，患者应注意饮食营养的调节，合理平衡膳食，这有利于缓解病情和恢复机体功能。有研究调查表明，传统的地中海饮食强调蔬菜、水果、坚果、谷物和鱼类的摄入，同时摄入橄榄油作为主要的单不饱和脂肪酸来源，并限制肉类的摄入，有助于预防某些氧化应激、炎症或免疫系统损害的疾病。建议系统性红斑狼疮患者在饮食方面做到低盐、低脂、低胆固醇、低糖、适量优质蛋白质、高维生素、适量微量元素，尽量避免食用对系统性红斑狼疮病情有影响的食物。

02 系统性红斑狼疮患者的饮食原则是什么

许多系统性红斑狼疮患者对饮食调整未能足够重视，但事实上营养与机体的免疫功能有着密切的关系，合理的营养支持可以改善患者的免疫功能。

系统性红斑狼疮患者应选择营养丰富、均衡且多样化的饮食方式，富含维生素 B_6、维生素 D、维生素 A、维生素 E、维生素 C、不饱和脂肪酸（ω-3 脂肪酸和 ω-6 脂肪酸）、矿物质（钙、铁、锌、硒、铜）和多酚的食物是系统性红斑狼疮患者首选的食物，新鲜水果和蔬菜、全谷物以及适量的肉类、禽类与鱼类的合理搭配可满足系统性红斑狼疮患者的营养需求。

肉类食物中，不要吃羊肉、狗肉、马肉、鹿肉、驴肉，这类肉性味温热，会加重系统性红斑狼疮患者的内热症状，临床上还发现个别患者吃了这类肉后病情加重。烟、酒、咖啡、生冷辛辣食物、易引起自身过敏反应的食物（海产品、菠萝、芒果等）、增加光敏性的食物（芹菜、香菇、无花果等）、富含雌激素的食物（蜂王浆等）、高苯胺类蛋白食物（牛肉、乳制品、大豆类），系统性红斑狼疮患者也不宜食用。系统性红斑狼疮患者有脱发症状的尽量避免食用花菜，其会加重脱发。除此之外，部分系统性红斑狼疮患者需要长期规律服用激素类药物，因此患者要补充钙质及维生素 D，防止糖皮质激素诱发的骨质疏松，即适量食用富含维生素 D 的食物，如瘦肉、香蕉、坚果等。同时，患者服用激素类药物的常见不良反应是会造成体内血钾排出过多、水钠潴留，出现低血钾、水肿、高血压等症状，这些症状可以不做特殊治疗，停药后一般会自行逐渐消退，数月或较长时间后即可恢复正常；但如果患者在服药期间这些症状加重，则需要寻求专业医生的帮助。在日常生活中，患者可以通过饮食的改变以减轻或者预防服用激素类药物的不良反应，如饮食上除了选择上述低盐、优质蛋白类食物外，还可以适当食用含钾量高的食物（如香蕉）等。

03 光敏性食物对系统性红斑狼疮患者的影响有哪些

光敏性食物指那些容易引起日光性皮炎的食物。通常来说，光敏性食物经消化吸收后，其所含的光敏性物质会进入皮肤，如果在这时照射强光，可能会和日光发生反应，进而出现裸露部位皮肤红肿、起疹，并伴有明显瘙痒、烧灼或刺痛感等症状。这类食物有灰菜、苋菜、茴香、荠菜、萝卜缨、菠菜、马齿苋、莴苣、无花果、柑橘、柠檬、芒果、菠萝等。光敏性食物会诱发或加重系统性红斑狼疮患者光过敏，使患者面部红斑皮损增加，因此患者应尽量避免食用此类食物。如要食用，应尽量选择晚餐的时候食用，因食物代谢率的关系，通常第二天中午它们就不再有光敏作用了。

04 系统性红斑狼疮患者疾病活动期如何选择食物

有研究表明，无论系统性红斑狼疮是处于疾病活动期还是临床缓解期，患者均应以传统的地中海饮食为主，即以蔬菜、水果、鱼类、坚果、谷物和橄榄油为主的饮食习惯，原因是传统的地中海饮食具有抗氧化及清除氧自由基的作用。

患者出现尿少、水肿时，应减少摄入含钠食品，特别是加工食品（如咸菜、薯片和腌制品等）；需要选择味道清淡、低钠、富含维生素的食物，还要适当食用动物蛋白（如瘦肉等）；

少吃或不吃豆制品；不宜进食脂肪含量高的猪油、羊肉、动物内脏等；同时限制水的摄入，以免引起水钠潴留，加重肾脏负担，使病情加重。

并发骨质疏松的患者，可食用富含钙和维生素 D 的食物，在日常生活中应戒烟、禁酒、不喝浓咖啡、不喝碳酸饮料、少吃盐，可以在专业医生指导下服用钙剂和维生素 D，同时进行适当的负重锻炼。每日的饮食中需要保证摄入适量的钾、钙、维生素 D，食用富含维生素的苹果、梨、猕猴桃，深绿色的多叶蔬菜（西兰花、油菜），富含钙的瘦肉、牛奶，富含钾的香蕉、蕃茄等。

并发低钾血症的患者，应适当食用香蕉、苹果、橙子、蕃茄等含钾丰富的水果和蔬菜来补充，但是如果患者已有肾功能衰竭则需要谨慎进食含钾量高的食物，以免引发高钾血症。

并发蛋白尿的患者，应适当补充优质蛋白，如动物蛋白质（奶、瘦肉、鱼等）及大豆蛋白。需要注意的是，菠菜会升高系统性红斑狼疮已发生肾脏损害患者的蛋白尿，易引起尿结石。

系统性红斑狼疮合并高血压的患者，饮食中要特别注意钠盐的摄入及控制饮水量。系统性红斑狼疮患者发生血管病变时，常常会出现血脂升高、血管动脉粥样硬化，此时应拒绝摄入含糖量高、饱和脂肪酸含量高和高胆固醇类的食物（油煎炸食物、动物内脏等）。

并发高血糖的患者则需要特别注意糖的摄入量，应可以高纤维、高蛋白、高维生素、低盐、低脂肪、低糖类、低热量的食物为主，少食甚至禁食豆制品，每日对米、面的摄入量也应该根据系统性红斑狼疮的疾病活动度及血糖的状况，在专业医生指导下进行相应调整。如果患者在饮食方面有特殊需求，应在咨询专业医生后配置饮食，所选择的食物中切记不可以有增加患者肾脏负担的食物，如腌制类的食物（腊肉、火腿、咸鸭蛋）和动物内脏等。

并发消化道疾病（消化道溃疡、消化道出血）的患者，在消化道症状明显时必须就医，积极采取综合治疗，必要时禁食。待症状得到缓解，解除禁食并且病情趋于稳定后，患者饮食仍要以清淡流质食物为主，不食用过冷、过热、过硬的食物，同时禁食咖啡、巧克力等。

05 系统性红斑狼疮患者如何选用含维生素和矿物质的食物

系统性红斑狼疮患者应选择富含维生素 A、维生素 B、维生素 C、维生素 D、维生素 E 的食物，如胡萝卜、红薯、马铃薯、坚果、香蕉、橘子、苹果、鸡蛋、多脂鱼类、牛奶、小麦胚芽等。应选择富含钙、锌、硒、铁、铜等矿物质的食物，如粗粮、牛肉、鸡肉、海带、樱桃、香蕉、草莓、枇杷、苹果、猕猴桃等。值得注意的是，系统性红斑狼疮患者一定要补充足量的维生素 C，多进食富含维生素 C 的食物，能够减少肾脏出现的损伤，避免引起水肿，亦可以减少免疫反应的发生。

06 系统性红斑狼疮患者饮食的烹饪方式有哪些

系统性红斑狼疮患者饮食应富含营养、易吸收，宜清淡、低盐、含适量蛋白质，否则可能加重胃肠负担而引起不适。烹饪方式应尽量选择蒸、煮、焖、炖，避免煎炸、烧烤、腌制及使用过多调味品。过食辛辣或者高盐、高脂、高嘌呤饮食，可能会升高患者心血管事件发生风险及加重肾脏负担，致使病情加重。

07 系统性红斑狼疮患者的饮食禁忌是什么

系统性红斑狼疮患者不能食用光敏性食物，比如芹菜、无花果等，若服用了此类食物应避免阳光的照射。避免食用部分菌类食物，如木耳、香菇、银耳等，因其具有免疫上调作用，可能诱发狼疮发作或加重病情。不能食用容易引起过敏的食物，例如海鲜类，包括虾、蟹、带鱼、黄鱼等。避免食用温热类食物，如羊肉、狗肉、鹿肉、桂圆、荔枝等。此外，辛辣刺激性食物，如辣椒、生葱、生蒜、芥末等，都会加重患者内热，不宜多吃。高糖、高盐食物应少吃，如蛋糕、奶茶、腌鱼等，以免引起水钠潴留导致水肿。肥肉、猪油应少吃，以免升高血脂。

08　系统性红斑狼疮患者常见的食疗食谱有哪些

食物依其食性有清补、平补、温补三大类。系统性红斑狼疮患者以清补、平补为主，参合温补。

清补可食用毛鱼、鸭、甘蔗、梨、藕、荸荠、百合、茄子、蕃茄、萝卜、枸杞等。这些食物性凉，久食清火，内热之体相宜，有些还能软化大便。

平补可食用大米、小米、山药、马铃薯、毛豆、蚕豆、黄瓜、卷心菜、胡萝卜、苹果、橄榄、鲜葡萄、莲子、花生、芝麻、葵花籽、南瓜、丝瓜、鲈鱼、鲳鱼等。这些食物性平和，或稍偏温或稍偏凉，只要没有过敏，有些可每天食用，有些可断续交替食用。

温补可食用鸡、鹅、乳制品、荔枝、红枣、栗子、桃子等。

09　治疗系统性红斑狼疮的药膳处方有哪些

桑枝鸡：桑枝 60 g、绿豆 30 g、鸡肉 250 g。将鸡肉洗净，加入适量的水，放入绿豆及洗净切段的桑枝，清炖至肉烂，用少量盐、姜、葱等调味，饮汤食肉，量自酌。本方可清热通痹、益气补血、清利湿热，用于系统性红斑狼疮外邪热不甚而正气已虚。

雪梨贝母膏：雪梨 3 个、川贝母 30 g、百合 100 g、冰糖适量，熬膏。本方有润肺止咳作用，用于系统性红斑狼疮并发肺炎、肺纤维化。

二母鼋鱼：鼋鱼 500 g，贝母、知母、前胡、柴胡、杏仁各 5 g，盐、葱、姜等少许。取出鼋鱼内脏，将鼋鱼洗净切块，加贝母、知母、前胡、柴胡、杏仁，放入盐、葱、姜等，加水没肉，置锅中蒸 1 h 后即可食用。本方用于系统性红斑狼疮长期发热不退而至阴虚内热。

芡实薏仁米饭：芡实、鲜山药、莲子肉、薏苡仁各 15 g，茯苓 30 g，白术 10 g，桂枝 3 g，泽泻 10 g，粳米 150 g，大枣适量。先将茯苓、白术、桂枝、泽泻加水煎煮，取汁去渣备用；再将芡实、鲜山药、莲子肉、薏苡仁、大枣洗净蒸熟，加入药汁加，粳米和水，再蒸 40 ~ 50 min 即可食用。本方具有补脾益肾、温阳化水作用。

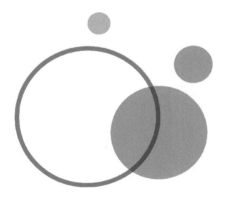

第七章　系统性红斑狼疮患者日常注意事项

01 系统性红斑狼疮患者生活中如何预防疾病复发

系统性红斑狼疮的疾病活动遵循以下几个不同的过程：①长期静止；②复发－缓解；③持续活跃。目前，系统性红斑狼疮的治疗以缓解或降低疾病活动度为目标，预防系统性红斑狼疮患者多器官损害，减少治疗药物的不良反应，改善患者生活质量、延长生存期限。因此，防止系统性红斑狼疮的复发对于患者来说至关重要。

首先，系统性红斑狼疮应由专业医生进行明确诊断、评估病情活动水平，随后必须由专业医生对系统性红斑狼疮患者实施系统规范的个体化治疗并实时监测。患者则需要遵从医嘱，在规律服药治疗的同时定期复诊。

其次，系统性红斑狼疮患者要定期复诊，以便更明确地评估和监测患者疾病活动度，更好、更快速地使病情得到控制。英国风湿病学会及欧洲抗风湿病联盟对系统性红斑狼疮患者的监测提出建议：大部分有疾病活动期临床症状的患者在病情未得到控制的情况下需要每个月复诊 1 次；当病情稳定后，可以延缓至每 3 个月复诊 1 次。对于既往无肾脏累及或器官损害的非疾病活动期患者或者病程处于长期静止期的患者，在定期规律服药的情况下，可以每 6 个月复诊 1 次。但累及肾脏及其他器官的患者，需要更加频繁地复诊，特别是累及肾脏时，需要对患者进行相关检查及血清学检测。

02　系统性红斑狼疮患者病情得到控制后复诊的注意事项有哪些

　　系统性红斑狼疮患者疾病活动期得到缓解后，除了按时服药外，还要定期复诊，至少坚持每 3 个月去医院复诊 1 次，以便医生和患者本人更清楚地了解当前状态。对于医生而言，接诊病情稳定的系统性红斑狼疮患者时首先需要了解其近阶段是否有不适症状，随后对其进行实验室检测，包括肝功能、肾功能、血常规、炎症指标、系统性红斑狼疮自身抗体和补体等，以便更明确直观地判断患者用药后的身体状况和病情发展情况，对患者后续治疗或用药更有把握。对于患者而言，在复诊期间保持乐观的心态，积极配合专业医生的诊疗活动，才能使疾病的治疗更加有效、迅速。

03　系统性红斑狼疮患者生活中应注意哪些问题

　　避免接触常见的危险物质：皮肤是系统性红斑狼疮最常受累的器官，某些化妆品中含有可能诱发系统性红斑狼疮或加重病情的物质。此外，系统性红斑狼疮患者应避免接触染发剂和文眉剂等。

　　防晒：紫外线照射可诱发系统性红斑狼疮，防晒可避免紫外线对系统性红斑狼疮患者皮肤的刺激,减轻患者的皮肤炎症,减少疾病复发。

适度运动：适当的有氧运动、瑜伽、太极拳等可以帮助系统性红斑狼疮患者改善疲劳、减轻体重、放松心情、提高睡眠质量。

注重心理支持：由于系统性红斑狼疮病情反复，药物治疗的不良反应、死亡率高，患者可能会伴有不同程度的抑郁、焦虑、恐惧、悲观等负面情绪。这种情况下患者可进行心理治疗（如认知行为干预、社会或家庭支持、团体或个体心理治疗等），对控制病情进展、延长患者生存期有很大的意义。

04 系统性红斑狼疮患者日常生活中如何进行运动锻炼

2019 年欧洲抗风湿病联盟对系统性红斑狼疮的最新管理建议及《2020 年中国系统性红斑狼疮诊疗指南》中均提出了合理的运动锻炼有助于改善患者心态，更好地控制疾病活动情况。但是对于系统性红斑狼疮患者来说，并不是所有的运动方式都适合，需要咨询专业医生并在其指导下进行运动锻炼。

目前，适合系统性红斑狼疮患者的运动锻炼方式主要是有氧运动，包括：①跑步，每次跑步运动由 5 min 热身、30 ~ 50 min 跑步机跑步和 5 min 放松训练组成，每 4 周根据患者情况进行运动量的调整；②功率自行车，每周 3 次，由 10 min 的热身、30 min 运动及 10 min 放松训练组成；③健步走，同样每周 3 次，每次进行 30 ~ 50 min 的健步走，可以根据自身情况进行热身和运动后放松训练；④太极拳、瑜伽等，可以每日进行适当时间的太极拳或者瑜伽，以更好地放松心情，舒缓疾病带来的身体不适感。患者也可以根据自身爱好及情况选择一些中低强度的运动，以运动后不感觉疲劳为宜。对于年老体弱且伴有心脑血管疾病的患者，在日常生活中也可以进行适当的有氧运动，但是需要注意适度及适量，即可以每周进行 3 ~ 4 次有氧运动，每次运动时间为 30 min 左右，运动种类可以选择每天散步 4000 ~ 8000 步、保健操等。

05　系统性红斑狼疮患者的体重变化是怎样的

系统性红斑狼疮患者早期多表现为体重下降。这是早期患者出现自觉乏力、食欲下降及炎症反应等症状，消耗体内能量所致。随后若患者寻求专业医生的治疗，会服用激素类药物以控制病情活动，但激素类药物会引起人体内脂代谢、糖代谢等代谢紊乱，使患者出现体重明显增长的情况。后面随着病情的稳定，并遵从医嘱缓慢减少激素类药物的用量，配合运动和饮食的改变，保持乐观积极的心态，部分患者的体重会逐渐恢复正常。

06　如何改善系统性红斑狼疮患者日常生活中的不良习惯

结合系统性红斑狼疮的诱发因素等可知，不遵医嘱、不注意防晒、吸烟、饮食不忌、不爱运动等都可归为系统性红斑狼疮患者日常生活中的不良习惯。对于这些不良习惯，患者可以在专业医生的指导下制订合理的个体化饮食及运动锻炼计划，严格执行并由家属监督。主动吸烟患者一定要有戒烟的决心与信心，被动吸烟患者一定要远离此暴露因素。改掉坏习惯、养成好习惯一般只需要 3 个月的时间，只要患者坚持改善不良习惯，对疾病的控制一定大有裨益。

07 系统性红斑狼疮患者能否注射疫苗

疫苗的应用需要考虑其有效性、免疫原性及安全性。系统性红斑狼疮患者的免疫功能紊乱，可能对大多数的疫苗应答受损，使疫苗达不到原有的免疫原性。2019 年欧洲抗风湿病联盟推出了成人自身免疫炎症性风湿疾病（AIIRD）患者疫苗应用的更新建议，提出了应用疫苗的 6 项整体原则（即在系统性红斑狼疮等自身免疫病患者中应用疫苗需关注的事项）、接种的最佳时机以及疫苗种类的选择，包括：①每年应由风湿病学团队评估 AIIRD 患者的疫苗接种状况和进一步接种疫苗的适应证；②风湿病学团队应向患者解释个体化疫苗接种方案，为共同决策提供基础，并由初级保健医生、风湿病学团队和患者共同实施；③ AIIRD 患者的疫苗接种应优选在疾病静止期间进行；④疫苗应选在计划免疫抑制治疗之前接种；⑤ AIIRD 患者在应用全身糖皮质激素和其他抗风湿药物治疗时，可接种灭活疫苗；⑥ AIIRD 患者慎用减毒活疫苗。

系统性红斑狼疮患者在病程活动期时禁止注射麻疹灭活疫苗，因为患者此时免疫系统紊乱，若贸然注射疫苗会加重病情；在缓解期及静止期，进行血清学检测、免疫学检测，确定相关指标稳定，同时通过专业医生的准许后，方可注射麻疹灭活疫苗。

08 系统性红斑狼疮女性患者能否注射 HPV 疫苗

由于系统性红斑狼疮患者免疫功能紊乱，感染人乳头状瘤病毒（HPV）的概率比一般健康女性要大，一旦感染后极易发生阴道及子宫的恶性肿瘤。根据欧洲抗风湿病联盟建议，25岁以下的系统性红斑狼疮女性患者可以在病情稳定期间接种HPV 疫苗，以预防子宫恶性肿瘤的出现。

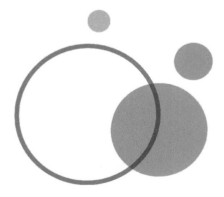

第八章　系统性红斑狼疮的护理

01 系统性红斑狼疮患者如何参与自我疾病管理

（1）科学正确认识系统性红斑狼疮。

系统性红斑狼疮患者在确诊之后不要焦虑恐慌，要对此病有一个全面准确的认知，这对后续的治疗有很大帮助。系统性红斑狼疮是一种慢性自身免疫病，多发于育龄期女性。目前其发病原因尚未明确，考虑与家族遗传、环境等因素相关，若确诊患者不进行规范合理治疗，病情持续活动会累及多个器官（如肾脏、肺脏等）。但近年来，通过对此病的研究、早期诊断及综合治疗，大多数患者的预后有明显改善。所以，系统性红斑狼疮患者需要对战胜疾病有信心，时刻保持乐观积极的心态。

（2）获取系统性红斑狼疮相关知识。

获取系统性红斑狼疮相关知识的途径很多，我们可以从以下几个方面去获取。

从医护人员处：系统性红斑狼疮患者需要与医护人员建立良好的沟通方式，特别是临床医生。可以在定期复诊的过程中，向医护人员咨询相关知识及注意事项。

从官方医学科普讲座中：社区医院或者三甲医院会不定期地举办线上、线下相关的医学科普小讲座，向患者宣讲系统性红斑狼疮的小知识，解答患者的各种疑问。

从专业书本中：目前市场中有许多介绍系统性红斑狼疮的专业书籍，患者可以从正规渠道购买这类书籍。

从正规网站中：目前中国知网、万方医学网等网站中有大量关于系统性红斑狼疮发病特征及治疗方法的最新知识。有条件的患者可以在这些网站中检索系统性红斑狼疮以便更加全面地了解此病。不可以轻易相信在浏览器中检索到的相关论述，有些只是广告，需要患者准确辨别。

（3）配合医生治疗系统性红斑狼疮。

系统性红斑狼疮的治疗是一个持续长久的过程，需要患者和医生有足够的耐心和强大的信心。首先患者需要遵从医嘱，以建立患者与医生之间的互相信任。患者要遵医嘱长期正规服药，不随意突然停药、自行加药或者加减服药剂量。其次，遵医嘱定期进行复诊，进行血清学检测、免疫学检测及相关检查，与医生坦诚交流，表明近期有无不适症状，是否自觉病情变化，是否出现明显的药物不良反应。一旦出现不适及时与医生沟通，积极听取医生对患者生活中饮食、运动、作息等方面的建议。

02 系统性红斑狼疮患者关节疼痛如何护理

系统性红斑狼疮患者关节疼痛提示出现炎症及疾病活动可能，最正确的选择是及时就诊，寻求专业医生帮助评估疾病活动度，并在其指导下服用抗炎止痛药如布洛芬、塞来昔布等，必要时可能会联合激素和免疫抑制剂治疗。

针灸、中药外敷等可以有效缓解关节疼痛的症状。中药外敷的药物大多选用舒筋活络、通络止痛类药物。对于病情反复发作的患者，可以在专业医生指导下常备外敷膏药。当关节疼痛急性发作时，可以外敷于疼痛处，但若敷药处出现皮肤瘙痒、疼痛甚至丘疹等过敏反应应立即停止使用，观察一段时间后若反应加重或有其他不适症状应立即前往医院。

03 系统性红斑狼疮患者口腔溃疡如何护理

系统性红斑狼疮患者口腔溃疡疼痛不明显或为无痛性，但是仍然影响患者进食，同时长期溃疡不愈合也会增加细菌入侵机体的概率。除了在医生指导下进行常规药物治疗原发病外，患者可以在患处涂敷冰硼散、锡类散等外用药消炎止痛或含漱苏打水止痛。在日常生活中，患者应该尽量进食软食，避免食用过热、过硬的食物，避免食用研磨后的食物如面包碎等以防其黏附在溃疡面，延缓溃疡面的愈合。还需要特别注意口腔卫生，做到进食前后、睡前、晨起漱口。放松心情，注意劳逸结合，生活作息规律，不要有过重心理负担。

04 系统性红斑狼疮患者雷诺现象如何处理

雷诺现象是指受寒冷或紧张的刺激之后，手指（足趾）皮肤突然出现苍白，相继出现皮肤变紫、变红，伴局部发冷、感觉异常和疼痛等短暂的临床表现，严重者指（趾）端会出现溃疡、坏疽或变短。部分系统性红斑狼疮患者会出现雷诺现象，影响其日常生活及工作。除了在专业医生指导下规范用药以治疗原发病系统性红斑狼疮外，患者在日常生活和工作中要注意避免接触冷水，注意保暖防止冻伤，避免皮肤受伤感染，严禁吸烟；同时保持心情舒畅，避免精神紧张和过度劳累。

05　系统性红斑狼疮患者如何管理血压

　　系统性红斑狼疮是引起心血管疾病的独立高危因素之一。若疾病处于活动期或已经累及其他器官，加上患者长期服用激素类药物，极易引起血压的不稳定。系统性红斑狼疮患者血压控制在 140/90 mmHg 以下时会大大减少不良心脑血管事件的发生，降低死亡率。因此，不但有高血压等基础疾病的患者需要定期服药并监测血压、保持心情平稳、不做剧烈运动、控制饮食，没有高血压等心血管疾病的系统性红斑狼疮患者也需要定期监测血压，保持良好的作息习惯，必要时在专业医生指导下规范用药。

06　系统性红斑狼疮患者如何管理血糖

　　系统性红斑狼疮本身不会引起血糖变化，但是长时间使用激素类药物会引起糖代谢紊乱，造成血糖升高等，所以患者需要定期监测血糖。有高血糖的系统性红斑狼疮患者需要在专业医生指导下服用降糖药，合理规划三餐膳食，同时积极治疗系统性红斑狼疮。如果没有高血糖的患者血糖出现不稳定情况，可以在专业医生的指导下改变激素类药物用量，必要时联合降糖药服用。

07　系统性红斑狼疮患者如何管理血脂

系统性红斑狼疮累及肾功能的患者会出现血脂异常，同时，患者使用激素治疗之后会引起脂代谢紊乱，也会形成高脂血症，而血脂增高将引起动脉粥样硬化，导致心、脑、肾等多脏器的损伤。所以患者要定期监测血脂变化，调节饮食结构，少食高脂类、油炸类食物，保持健康规律的作息，不熬夜，不饮酒，一旦发现问题及早进行专业干预。

08　系统性红斑狼疮患者妊娠期如何护理

有效的孕前风险评估、合理的孕期监测及妊娠期的合理用药，对妊娠系统性红斑狼疮患者母体的身心健康和胎儿顺利分娩至关重要。首先，患者需要到有关部门建立孕妇保健卡，使自己树立孕妇保健意识，并定期进行产检和到风湿免疫科复诊，这有助于及时发现一些并发症和孕期系统性红斑狼疮的活动，从而进行治疗或者终止妊娠。其次，患者需要学会自测胎心与胎动，懂得哪个是异常信号或者危险信号，一旦出现异常，要及时就医处理。再次，在妊娠早期，患者应适当补充维生素、矿物质，至妊娠晚期则要加强膳食纤维的摄入，多食用钙含量丰富的食物。在整个孕期，患者仍然需要在风湿免疫科医生的指导下坚持服用治疗系统性红斑狼疮的药物。日常生活中避免日晒、劳累，保持轻松愉快的心情。最后，当患者成功分娩后，需要在产科和风湿免疫科医生的指导下，根据其产前情况，再制订具体科学的治疗方案继续治疗原发病系统性红斑狼疮。

09 系统性红斑狼疮如何进行中医理疗

中西医结合疗法是目前治疗系统性红斑狼疮的有效方式之一，在西药治疗的基础上进行中医理疗能够得到良好临床疗效，且被广大患者接受。目前最常用的中医理疗包括针刺、按摩、艾灸、中药外敷和中药熏蒸等，当患者出现关节疼痛、食欲减退、乏力等症状时，在正规机构和专业医生指导下，采用针刺、按摩、艾灸、中药熏蒸等方式可以有效缓解患者关节疼痛、乏力等症状。如使用艾灸或者祛湿止痛类中药熏蒸于关节疼痛部位，对缓解疼痛有一定的作用。但当系统性红斑狼疮患者出现皮肤损害时应该避免进行这些操作。除此之外，当系统性红斑狼疮患者伴有心脑血管疾病时，也应该避免进行针刺、推拿等相对剧烈的中医理疗。

参考文献

柴霞尔,俞东容,2014.狼疮性肾炎的中医病名及分型辨治研究综述
[J].江西中医药大学学报,26(05):94-96.

董海芸,宋维兴,李玉川,等,2021.系统性红斑狼疮患者血小板参
数、血脂、补体C3、C4水平与病情活动度的关系分析[J].现代生物
医学进展,21(12):2382-2385,2400.

何培根,雷小妹,2000.系统性红斑狼疮的非药物治疗[J].临床内科杂
志(03):148-149.

姜泉,2010.系统性红斑狼疮的中医治疗及中西医结合治疗优势[J].中
医药临床杂志,22(09):765-768.

李博,叶志中,庄俊汉,等,2006.不完全系统性红斑狼疮患者的随访
研究及病情进展预测[J].临床内科杂志,23(7):492.

王令彪,成浩,李丹,等,2018.系统性红斑狼疮生物制剂治疗进展
[J].药学进展,42(10):744-753.

杨念生,2020.系统性红斑狼疮药物治疗发展趋势[J].协和医学杂志,
11(03):247-251.

于海跃,2019.系统性红斑狼疮并狼疮脑病临床特点分析[J].当代医
学,25(08):1-3.

俞宝田,1983.1982年美国风湿病学会新修订的系统性红斑狼疮分类标
准[J].北京医学(02):117.

CONSTANTIN M M, 2019.Significance and impact of dietary factors on
systemic lupus erythematosus pathogenesis[J].Experimental and therapeutic
medicine, 17(2): 1085-1090.

FANOURIAKIS A, KOSTOPOULOU M, ALUNNO A, et al, 2019. 2019

update of the EULAR recommendations for the management of systemic Iupus erythematosus[J].AnnaLs of the rheumatic diseases, 78(6): 736–745.

FANOURIAKIS A, TZIOLOS N, BERTSIAS G, et al, 2021.Update on the diagnosis and management of systemic Iupus erythematosus[J]. AnnaIs of the rheumatic diseases, 80(1): 14–25.

MANZI S, MEILAHN E N, RAIRIE J E, et al, 1997. Age-specific incidence rates of myocardial infarction and angina in women with systemic Iupus erythematosus: comparison with the Framingham Study[J]. American journal of epidemiology, 145(5): 408–15.